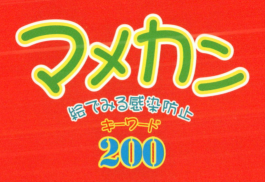

浜松医療センター 副院長・感染症内科長・衛生管理室長

矢野邦夫 著

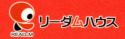

はじめに

　どの分野にもキーワードがあります。感染防止の分野にも数多くのキーワードがあります。キーワードを正しく理解しておくことで，関連した書籍や論文を読み込むことが容易となり，正確な理解につながります。

　しかし，多くの場合，キーワードは人づてに聞いたり，何かで目にしたりして，その言葉を知っているだけということも多く，具体的な理解が置き去りにされている感があるように思われます。とは言え，医療現場で多忙な業務をかかえる皆さんにとって自らキーワードを一つずつ丹念に調べていくような時間の余裕はありませんね。

　そこで今回，感染防止に関係した200のキーワードを取り上げ，絵でみて具体的に理解できるポケットブック「マメカン」を発刊しました。各キーワードを60文字程度の解説とイラストでまとめています。本書がキーワードの意味を再確認していただく一助になれば幸いです。

　最後に，本企画を提案いただいた㈱リーダムハウスの多賀友次氏に心から感謝の意を表します。

2018年1月吉日

浜松医療センター　　矢野邦夫

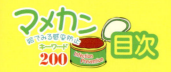

目次

Category 1 感染

- 001 感染 9
- 002 感染症 10
- 003 病原性 11
- 004 感染源 12
- 005 侵入門戸 13
- 006 感染経路 14
- 007 接触感染 15
- 008 飛沫感染 16
- 009 空気感染 17
- 010 クラウドベイビー・クラウドアダルト 18
- 011 顕性感染・不顕性感染 19
- 012 保菌・定着 20
- 013 易感染状態 21
- 014 日和見感染 22
- 015 貪食作用 23

Category 2 病原微生物

- 016 病原微生物 24
- ●細菌
- 017 細菌 25
- 018 グラム染色 26
- 019 グラム陰性菌 27
- 020 グラム陽性菌 28
- 021 腸内細菌科細菌 29
- 022 SPACE 30
- 023 CNS 31
- 024 芽胞菌 32
- 025 正常細菌叢 33
- 026 好気性菌 34
- 027 嫌気性菌 35
- 028 抗酸菌 36
- 029 非定型病原体 37
- ●真菌
- 030 真菌 38
- 031 カンジダ属 39
- 032 アスペルギルス属 40
- 033 クリプトコッカス属 41
- 034 ムーコル属 42
- ●ウイルス・その他
- 035 ウイルス 43
- 036 インフルエンザウイルス 44
- 037 ノロウイルス 45
- 038 原虫 46
- 039 疥癬虫 47

4

Category 3　耐性菌

040	薬剤耐性菌 48
041	耐性因子 49
042	MRSA 50
043	院内感染型 MRSA 51
044	市中感染型 MRSA 52
045	ペニシリン結合蛋白 53
046	*mecA* 耐性遺伝子 54
047	βラクタマーゼ 55
048	AmpC型βラクタマーゼ 56
049	ESBL 57
050	ESBL 産生菌 58
051	カルバペネマーゼ 59
052	CRE 60
053	MDRP 61
054	MDRA 62
055	VRE 63
056	MDR-TB 64
057	BLNAR 65
058	PRSP 66
059	バイオフィルム 67

Category 4　医療関連感染

060	HAI 68
061	CRBSI 69
062	CLABSI 70

063	CAUTI 71
064	閉鎖式導尿システム 72
065	間歇的導尿法 73
066	膀胱洗浄 74
067	SSI 75
068	VAP 76
069	誤嚥性肺炎 77
070	SUD 78

Category 5　感染予防策

●手指衛生

071	手指衛生 79
072	手洗い 80
073	日常的手洗い 81
074	衛生的手洗い 82
075	手術時手洗い 83
076	擦式アルコール手指消毒薬 84
077	皮膚通過菌 85
078	皮膚常在菌 86
079	手指衛生5つのタイミング 87
080	手指衛生評価法 88

●感染対策

081	標準予防策 89
082	安全な注射手技 90
083	咳エチケット 91
084	感染経路別予防策 92
085	接触予防策 93

目次

086	飛沫予防策	94
087	空気予防策	95
088	空気感染隔離室	96
089	防護環境	97
090	隔離	98
091	コホート	99
092	バンドル	100
093	患者搬送	101
094	感染性廃棄物	102
095	バイオハザードマーク	103

● 個人防護具

096	個人防護具	104
097	個人防護具の着脱	105
098	医療用手袋	106
099	サージカルマスク	107
100	N95マスク	108
101	フィットテスト	109
102	シールチェック	110
103	ゴーグル・フェイスシールド	111
104	ガウン	112
105	マキシマル・バリアプリコーション	113

Category 6　環境整備

106	環境表面	114
107	環境微生物	115
108	手指の高頻度接触表面	116

109	手指の低頻度接触表面	117
110	環境清掃	118
111	環境消毒	119
112	HEPAフィルタ	120
113	エアロゾル	121
114	ゾーニング	122
115	レジオネラ対策	123
116	アスペルギルス対策	124
117	塵埃感染	125

Category 7　職業感染・健康管理

● 針刺し

118	血液・体液曝露	126
119	血液媒介病原体	127
120	針刺し損傷	128
121	針刺し防止機構付き器具	129

● ワクチン

122	ワクチン	130
123	VPD	131
124	B型肝炎ワクチン	132
125	麻疹, 風疹, 流行性耳下腺炎, 水痘ワクチン	133
126	インフルエンザワクチン	134

● その他

127	就業制限	135

Category 8　抗菌薬

128　抗微生物薬　**136**
129　選択毒性　**137**

●作用機序

130　細胞壁合成阻害薬　**138**
131　蛋白合成阻害薬　**139**
132　葉酸合成阻害薬　**140**
133　核酸合成阻害薬　**141**

●系統

134　βラクタム系　**142**
135　ペニシリン系　**143**
136　セファロスポリン系　**144**
137　カルバペネム系　**145**
138　キノロン系　**146**
139　マクロライド系　**147**
140　アミノグリコシド系　**148**
141　テトラサイクリン系　**149**
142　グリコペプチド系　**150**

●感受性試験

143　MIC　**151**
144　S・I・R　**152**
145　アンチバイオグラム　**153**
146　血液培養　**154**

●適正使用

147　保菌圧　**155**
148　選択圧　**156**
149　PK/PD　**157**
150　時間依存性　**158**

151　濃度依存性　**159**
152　TDM　**160**
153　エンピリック・セラピー　**161**
154　デ・エスカレーション　**162**
155　菌交代現象　**163**
156　抗菌薬関連下痢症　**164**
157　薬剤耐性(AMR)対策ア
　　　クションプラン　**165**

Category 9　滅菌・消毒・洗浄

158　スポルディングの分類　**166**

●滅菌

159　滅菌　**167**
160　無菌性保証レベル　**168**
161　滅菌バリデーション基準
　　　169
162　バイオバーデン　**170**
163　オートクレーブ　**171**

●消毒

164　消毒　**172**
165　高水準消毒　**173**
166　中水準消毒　**174**
167　低水準消毒　**175**

●洗浄

168　洗浄　**176**
169　ウォッシャーディスイン
　　　フェクター　**177**

7

目次

●消毒薬

170 消毒薬 178
171 生体消毒薬・非生体消毒薬 179
172 EPA登録消毒薬 180
173 消毒用エタノール 181
174 次亜塩素酸ナトリウム 182
175 クロルヘキシジングルコン酸塩 183
176 ベンザルコニウム塩化物 184
177 ポビドンヨード 185
178 グルタラール 186
179 過酢酸 187
180 酸化エチレンガス 188

Category 10　感染症疫学

●流行

181 サーベイランス 189
182 感染率 190
183 パンデミック 191
184 基本再生産数 192

185 スーパースプレッダー 193

●アウトブレイク

186 アウトブレイク 194
187 感度・特異度 195
188 陽性的中率・陰性的中率 196
189 症例定義 197
190 記述疫学 198
191 ラインリスト 199
192 流行曲線 200
193 感染性期間 201
194 症例対照研究 202
195 コホート研究 203

●統計

196 相対リスク 204
197 95%信頼区間 205
198 オッズ比 206
199 交絡因子 207
200 罹患率・有病率 208

●参考文献 209
●索引 211

Category 1 感染

001
感染
infection

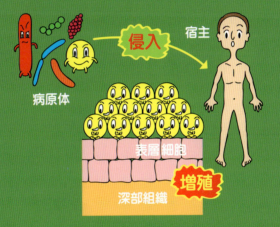

細菌やウイルスなどの病原体が，人間や動物などの体内に侵入して組織表面に付着・定着・増殖すること。臨床症状がみられる場合と，全くみられない場合がある。

Category 1 　感染

002
感染症
infectious disease

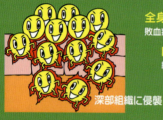

深部組織に侵襲

全身感染症
敗血症，菌血症

眼科感染症
結膜炎など

耳鼻科感染症
中耳炎，
副鼻腔炎など

消化器感染症
胃腸炎，腹膜炎
胆嚢炎，胆管炎
肝炎，肝膿瘍など

呼吸器感染症
気管支炎，肺炎，
肺膿瘍，結核など

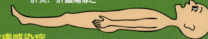

皮膚感染症
帯状疱疹，
疥癬など

尿路感染症
腎盂腎炎，
膀胱炎など

感染性心内膜炎

中枢神経系感染症
髄膜炎

病原体が人間や動物の体内に侵入した後，組織に侵襲することで引き起こされる疾患。

Category 1　感染

003
病原性
pathogenicity

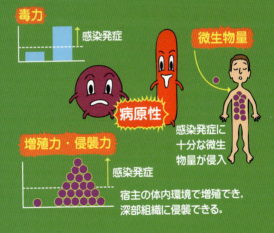

病原体が病気を引き起こす性質，またはその程度のこと。この微生物側の因子が宿主の免疫力に勝るとき，感染症を発症する。

Category 1 感染

004
感染源
source of infection

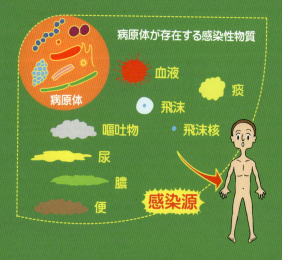

病原体を周囲に伝播する源。感染者や感染動物の排泄物，嘔吐物，血液・体液，病原体で汚染された器具や食品など。

Category 1 感染

005
侵入門戸
portal of entry

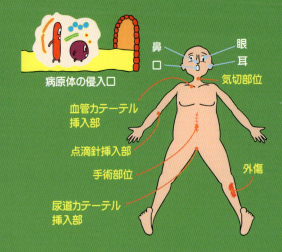

細菌やウイルスなどの病原体が人間や動物などの組織内に侵入する入口。皮膚の損傷部位,粘膜,カテーテルなどデバイス挿入部位。

Category 1 感染

006
感染経路
route of infection

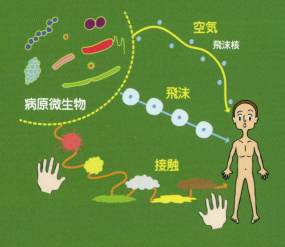

細菌やウイルスなどの病原体が，感染源から人間や動物などに到達するまでの伝播経路。空気感染，飛沫感染，接触感染など。

Category 1　感染

007
接触感染
contact transmission

直接接触感染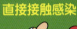

間接接触感染

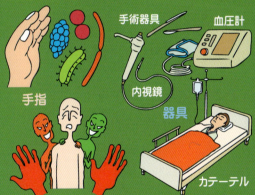

病原体が皮膚同士の直接接触により伝播する**直接接触感染**と病原体に汚染された器具や包帯などへの接触により伝播する**間接接触感染**がある。

Category 1 感染

008
飛沫感染
droplet transmission

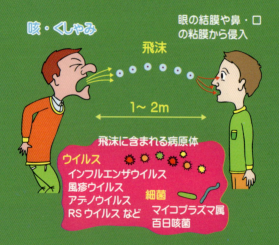

咳やくしゃみなどにより（病原体を含む）飛沫が2m未満の短距離を飛んで，周囲のヒトの結膜や鼻・口の粘膜などに付着することによる感染。

Category 1 感染

009
空気感染
airborne transmission

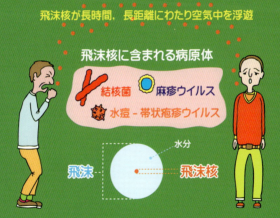

飛沫核は5μm以下であり，空気中を長時間浮遊できる。これにより飛沫核に含まれる病原体も空気中を浮遊でき，長い距離をヒトからヒトに伝播することができる。

Category 1 感染

010
クラウドベイビー・クラウドアダルト
cloud baby・cloud adult

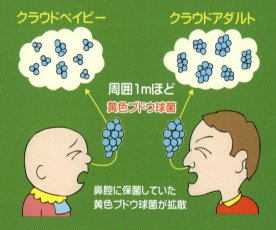

黄色ブドウ球菌を保菌しているが，通常はそれを周囲に拡散させない幼児や成人が風邪を引くと細菌を鼻から空気中に飛散させ，「細菌の雲」が浮いているような状況になっていること。

Category 1 感染

011
顕性感染・不顕性感染
apparent infection・inapparent infection

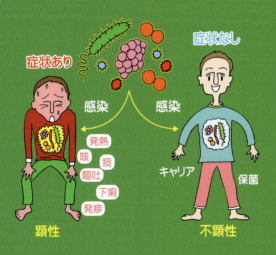

病原体が宿主に感染して，何らかの症状がみられることを顕性感染，症状が全くみられないことを不顕性感染という。

Category 1 感染

012
保菌・定着
colonization

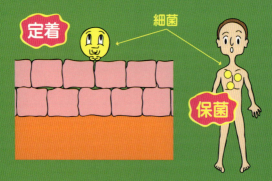

細菌が粘膜などに生息しているが，宿主は何ら症状を呈さない状態を保菌という。症状がみられる場合は発症という。また，表層細胞に細菌が付着・生息することを定着という。保菌と定着は同意語であるが，主語が異なる。

例文：患者（宿主）がMRSAを保菌している。
　　　MRSA（病原体）が患者に定着している。

Category 1 感染

013
易感染状態
immunocompromised condition

皮膚・粘膜バリア障害
カテーテル挿入，手術，
熱傷，重症外傷 など

液性免疫異常
IgG500mg/dL 以下

好中球減少
好中球数
500/μL 以下
白血病，
抗がん剤治療，
放射線治療 など

細胞性免疫異常
CD4 陽性リンパ球
500/μL 以下
AIDS，悪性リンパ腫，
臓器移植，ステロイド
投与，免疫抑制剤
投与 など

その他
脾臓摘出後，糖尿病，
肝硬変，腎不全 など

感染防御機能に障害があり，感染するリスクの
高い状態。この状態にある宿主をコンプロマイ
ズドホストと言い，日和見感染を生じやすい。

Category 1　感染

014
日和見感染
opportunistic infection

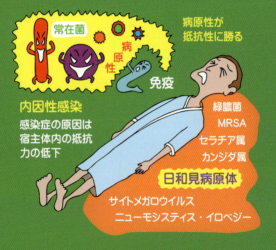

正常免疫のヒトや動物には感染症を引き起こさない病原体が，宿主の抵抗力が低下することによって感染症を引き起こすこと。

Category 1　感染

015
貪食作用
phagocytosis

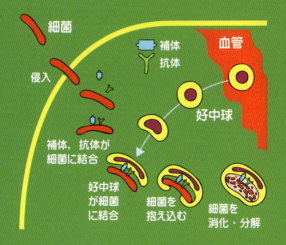

好中球，単球，マクロファージ，樹状細胞などが，不必要なものを取り込み，消化し，分解する作用。

Category 2　病原微生物

016
病原微生物
pathogenic microorganisms

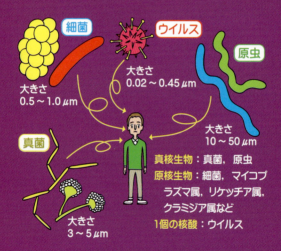

ヒトや動物に対して病原性を持ち，感染症を引き起こす微生物．細菌，真菌，ウイルス，原虫などがある．

Category 2　病原微生物　細菌

017
細菌
bacteria

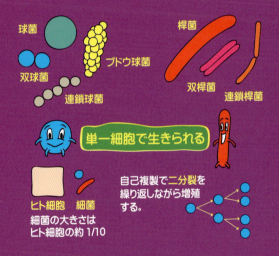

単一の細胞を持ち，生育に適切な環境のもとであれば増殖することができる。光学顕微鏡で観察可能である。

Category 2 | 病原微生物 | 細菌

018
グラム染色
gram stain

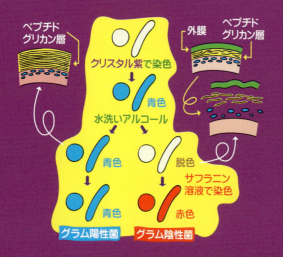

細菌をグラム陽性菌とグラム陰性菌に分類する染色法。細菌表面のペプチドグリカン層の厚さによって染色結果が青色か赤色になる。

Category 2　病原微生物　細菌

019
グラム陰性菌
gram negative bacteria

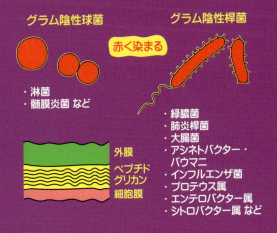

グラム染色によって赤または朱に染色される細菌の一群。球菌と桿菌があり，前者には淋菌や髄膜炎菌などが，後者には大腸菌や緑膿菌などがある。

Category 2　病原微生物　細菌

020
グラム陽性菌
gram positive bacteria

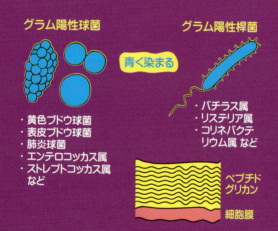

グラム陽性球菌

青く染まる

グラム陽性桿菌

- 黄色ブドウ球菌
- 表皮ブドウ球菌
- 肺炎球菌
- エンテロコッカス属
- ストレプトコッカス属
 など

- バチラス属
- リステリア属
- コリネバクテリウム属 など

ペプチドグリカン

細胞膜

グラム染色によって青または黒紫に染色される細菌の一群。球菌と桿菌があり，前者には黄色ブドウ球菌や肺炎球菌などが，後者にはバチラス属などがある。

Category 2 | 病原微生物 | 細菌

021
腸内細菌科細菌
Enterobacteriaceae

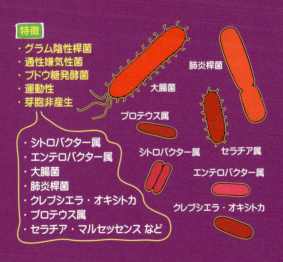

特徴
- グラム陰性桿菌
- 通性嫌気性菌
- ブドウ糖発酵菌
- 運動性
- 芽胞非産生

- シトロバクター属
- エンテロバクター属
- 大腸菌
- 肺炎桿菌
- クレブシエラ・オキシトカ
- プロテウス属
- セラチア・マルセッセンス など

グラム陰性桿菌であり，通常の培地で発育し，通性嫌気性菌で，ブドウ糖を発酵するなどの条件を満たす細菌。大腸菌やセラチア属など。

Category 2 病原微生物 細菌

022
SPACE
Serratia・Pseudomons・Acinetobacter・Citrobacter・Enterobacter

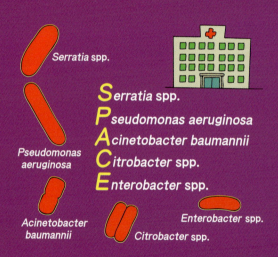

Serratia spp.
Pseudomonas aeruginosa
Acinetobacter baumannii
Citrobacter spp.
Enterobacter spp.

医療関連感染の原因菌としてきわめて頻度の高い5大グラム陰性桿菌の菌名の頭文字をとったもの。

Category 2　病原微生物　細菌

023
CNS
coagulase-negative staphylococci
コアグラーゼ陰性ブドウ球菌

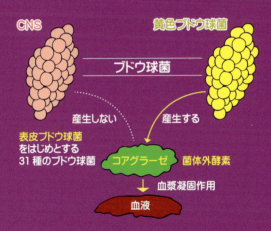

血漿凝固作用を持つ菌体外酵素であるコアグラーゼを産生しないブドウ球菌群で表皮ブドウ球菌が代表的である。ブドウ球菌のうちコアグラーゼを産生するのは黄色ブドウ球菌のみ。

Category 2 | 病原微生物 | 細菌

024
芽胞菌
spore forming bacteria

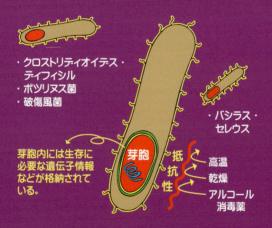

・クロストリディオイデス・ディフィシル
・ボツリヌス菌
・破傷風菌

・バシラス・セレウス

芽胞内には生存に必要な遺伝子情報などが格納されている。

芽胞

抵抗性 → 高温 / 乾燥 / アルコール消毒薬

「有芽胞菌」や「芽胞形成菌」ともいう。高温・乾燥・消毒薬に抵抗性のある芽胞を形成して，厳しい環境でも耐えることができる細菌。ディフィシル菌，破傷風菌やボツリヌス菌など。

Category 2　病原微生物　細菌

025
正常細菌叢
normal flora

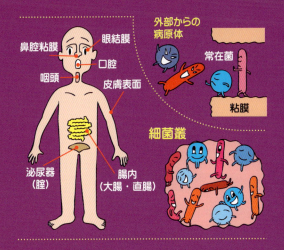

外界と接している皮膚表面，呼吸器や消化管などの粘膜に生息する微生物集団。外部から侵入した病原体を異物として排除する働きがある。

Category 2　病原微生物　細菌

026
好気性菌
aerobe

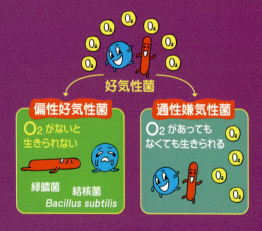

酸素の存在下で発育できる細菌。偏性好気性菌と通性嫌気性菌がある。前者は発育に酸素が絶対に必要であり，後者は酸素があった方がよいがなくても発育できる。

Category 2 病原微生物 細菌

027
嫌気性菌
anaerobe

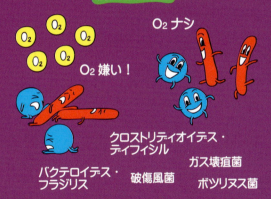

偏性嫌気性菌と同義語。酸素の存在下では発育できない細菌。ディフィシル菌，破傷風菌，ガス壊疽菌，ボツリヌス菌など。

Category 2　病原微生物　細菌

028
抗酸菌
mycobacteria

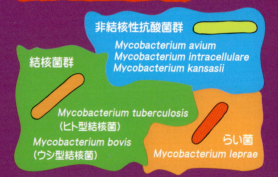

結核菌群，非結核性抗酸菌，らい菌の3つに分けられる。結核菌群にはヒト型結核菌やウシ型結核菌などがある。非結核性抗酸菌にはマック菌，カンサシ菌などがある。

Category 2 | 病原微生物 | 細菌

029
非定型病原体
atypical pathogen

マイコプラズマ属　　クラミジア属　　　レジオネラ属
　　　　　　　　　クラミドフィラ属

細胞壁を持たない

Mycoplasma pneumoniae

Chlamydophila pneumoniae
Chlamydia trachomatis

Legionella pneumophila

↓ 細胞内寄生菌 ↓

ヒト細胞

細胞内でしか　　　　どちらでも
生きられない　　　　生きられる

非定型肺炎の原因菌。肺炎クラミドフィラ，オウム病クラミドフィラ，肺炎マイコプラズマ，レジオネラ菌が含まれる。

37

Category 2 病原微生物 真菌

030
真菌
fungus

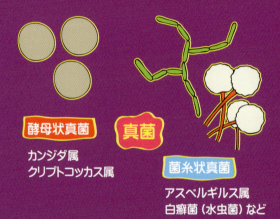

酵母状真菌
カンジダ属
クリプトコッカス属

真菌

菌糸状真菌
アスペルギルス属
白癬菌（水虫菌）など

キノコ，酵母，糸状菌などの総称。出芽によって増殖する真菌を酵母（酵母状真菌），胞子を形成して増殖する真菌を糸状菌（菌糸状真菌）という。

Category 2　病原微生物　真菌

031
カンジダ属
Candida spp.

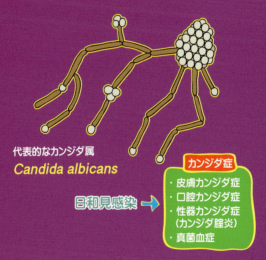

代表的なカンジダ属
Candida albicans

日和見感染 →

カンジダ症
・皮膚カンジダ症
・口腔カンジダ症
・性器カンジダ症
（カンジダ腟炎）
・真菌血症

酵母状真菌でヒトの口腔内や腸管の粘膜に生息している。普段は何ら症状を呈さないが，抵抗力が低下すると真菌血症などを引き起こす。

Category 2　病原微生物　真菌

032
アスペルギルス属
Aspergillus spp.

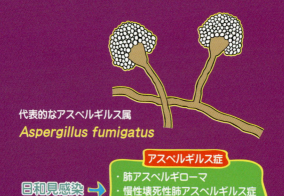

代表的なアスペルギルス属
Aspergillus fumigatus

アスペルギルス症
- 肺アスペルギローマ
- 慢性壊死性肺アスペルギルス症
- 侵襲性肺アスペルギルス症 など

日和見感染 →

菌糸状真菌の一つ。環境の至るところに生息している。胞子が空気中を浮遊して，吸い込まれて感染する。抵抗力が低下すると呼吸器感染症などを引き起こす。

Category 2　病原微生物　真菌

033
クリプトコッカス属
Cryptococcus spp.

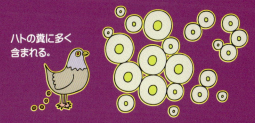

ハトの糞に多く含まれる。

代表的なクリプトコッカス属
Cryptococcus neoformans

日和見感染 →
クリプトコッカス症
・肺クリプトコッカス症
・クリプトコッカス脳髄膜炎

酵母状真菌の一つ。自然界に広く分布し，特にハトの糞中に高率に存在する。日和見感染症（肺や中枢神経系）を引き起こす。

Category 2　病原微生物　真菌

034
ムーコル属
Mucor spp.

接合菌

ムーコル属
Mucor spp.

リゾムーコル属
Rhizomucor spp.

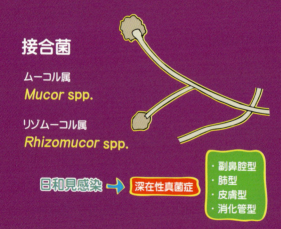

日和見感染 → 深在性真菌症

・副鼻腔型
・肺型
・皮膚型
・消化管型

ムーコル属，リゾムーコル属，アブシディア属などを総称して接合菌という。菌糸状真菌の一つ。肺，副鼻腔，脳，消化器に日和見感染症を引き起こす。

Category 2　病原微生物　ウイルス・その他

035
ウイルス
virus

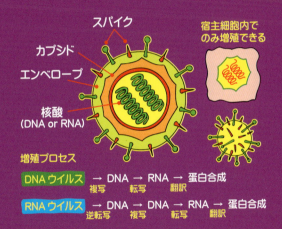

蛋白質の外殻と内部に遺伝子（DNAあるいはRNA）を持ち，細胞を宿主にして増殖する。エンベロープ（脂質性の膜）を持つウイルスと，持たないウイルスがある。

Category 2　病原微生物　ウイルス・その他

036
インフルエンザウイルス
influenza virus

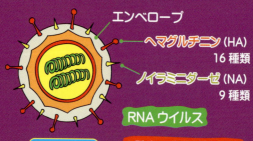

A型，B型，C型の3種類に大別され，A型はヒト以外にトリなどの動物にも感染する。流行するのはA型とB型である。ウイルス表面には，ヘマグルチニン (HA) とノイラミニダーゼ (NA) という糖蛋白が突き出ている。

Category 2 | 病原微生物 | ウイルス・その他

037
ノロウイルス
norovirus

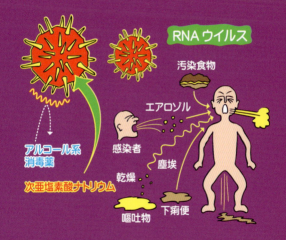

極めて感染力が強く冬に大流行する。治療薬やワクチンはない。汚染食物の摂取，感染者の下痢便，嘔吐物を介して集団感染する。エンベロープがなくアルコールに抵抗性を示す。

Category 2 病原微生物 ウイルス・その他

038
原虫
protozoa

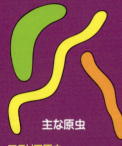

特徴
- 自ら運動できる
- 捕食能力がある
- 動物由来感染症[*]

＊「人獣共通感染症」という用語もあるが，厚生労働省は人の健康問題という観点に立ち「動物由来感染症」としている。

主な原虫

マラリア原虫
トリパノソーマ属
トリコモナス属
トキソプラズマ属
クリプトスポリジウム属

運動能力や捕食能力を持つ。有核単細胞。ヒトにしか寄生できないマラリア原虫，動物由来感染症を引き起こすクリプトスポリジウム属などがある。

Category 2 | 病原微生物 | ウイルス・その他

039
疥癬虫
Sarcoptes scabiei

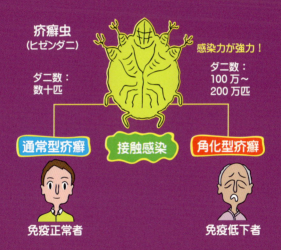

別名ヒゼンダニ。ヒトの皮膚に寄生して発症する感染症。虫体や糞などに対するアレルギー反応によって皮膚病変や瘙痒感を引き起こす。

Category 3　耐性菌

040
薬剤耐性菌
antimicrobial resistant bacteria

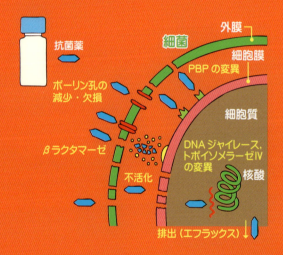

抗菌薬に耐性となった細菌。MRSA，多剤耐性緑膿菌をはじめとする多剤耐性菌が院内感染で問題となっている。

Category 3　耐性菌

041
耐性因子
resistance factor

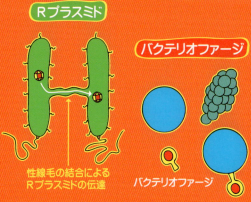

細菌から別の細菌に耐性を伝達する因子。Rプラスミドやバクテリオファージがある。これらは遺伝子とは別に細菌間に伝達される。

Category 3　耐性菌

042
MRSA
methicillin resistant *Staphylococcus aureus*
メチシリン耐性黄色ブドウ球菌

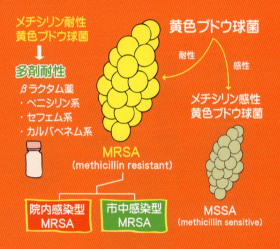

メチシリンを含む多くの抗菌薬に耐性を獲得した黄色ブドウ球菌。院内感染型と市中感染型がある。

Category 3 耐性菌

043
院内感染型MRSA
HA-MRSA：hospital acquired MRSA

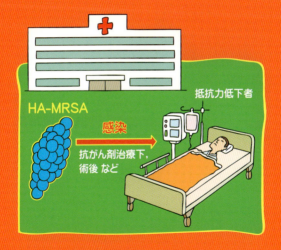

医療施設で問題となっているMRSA。抗がん剤治療や手術などによって抵抗力が低下している患者に感染症を引き起こす。

Category 3 | 耐性菌

044
市中感染型MRSA
CA-MRSA：community acquired MRSA

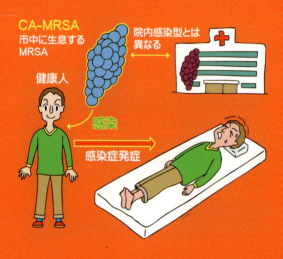

市中の黄色ブドウ球菌が院内感染型とは異なる
経緯で*mecA*耐性遺伝子を獲得したMRSA。
健康人に感染症を引き起こす。

Category 3　耐性菌

045
ペニシリン結合蛋白
PBP：penicillin binding protein

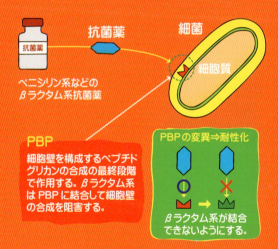

βラクタム系の抗菌薬がペニシリン結合蛋白(PBP)に結合して細胞壁合成を阻害することで細菌は増殖できなくなる。

Category 3 | 耐性菌

046
mecA耐性遺伝子
mecA resistant gene

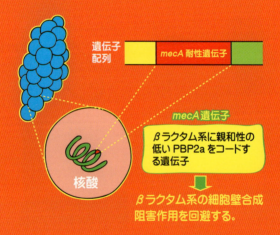

βラクタム系の抗菌薬に親和性の低いPBP2aをコードする遺伝子。これによりβラクタム系は細胞壁の合成を阻害できない。

Category 3 耐性菌

047
βラクタマーゼ
β-lactamase

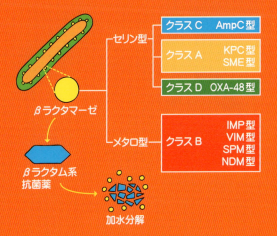

βラクタム系の抗菌薬を分解する酵素。クラスA(ペニシリナーゼ)，クラスB(メタロβラクタマーゼ)，クラスC(セファロスポリナーゼ)，クラスD(オキサシリンを分解)がある。

Category 3 耐性菌

048
AmpC型βラクタマーゼ
AmpC β-lactamase

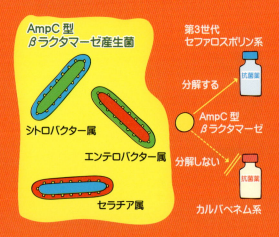

AmpCと略される。カルバペネム系には感受性を示すが，第3世代セファロスポリン系には耐性のβラクタマーゼ。クラスCのβラクタマーゼに分類。

Category 3 耐性菌

049
ESBL
extended spectrum β-lactamase
基質特異性拡張型βラクタマーゼ

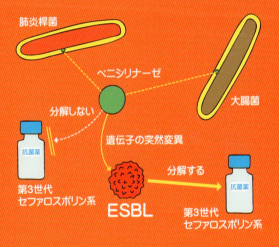

ペニシリナーゼの遺伝子に突然変異が起こり，第3世代以降のセファロスポリン系も分解できるようになったβラクタマーゼ。

Category 3　耐性菌

050
ESBL産生菌
ESBL producing bacteria

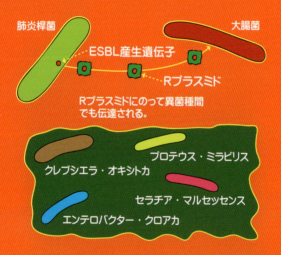

ESBLを産生する細菌。肺炎桿菌，大腸菌，プロテウス・ミラビリスなど多菌種が産生する。治療にはカルバペネム系を用いる。

Category 3　耐性菌

051
カルバペネマーゼ
carbapenemase

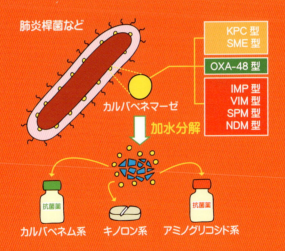

カルバペネム系を不活化する酵素であるが，キノロン系やアミノグリコシド系なども不活化する。KPC型，OXA-48型，NDM型など。

Category 3　耐性菌

052
CRE
carbapenem resistant Enterobacteriaceae
カルバペネム耐性腸内細菌科細菌

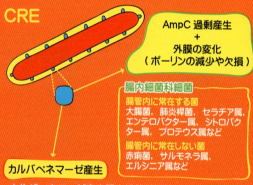

CRE

AmpC過剰産生
＋
外膜の変化
(ポーリンの減少や欠損)

腸内細菌科細菌
腸管内に常在する菌
大腸菌，肺炎桿菌，セラチア属，エンテロバクター属，シトロバクター属，プロテウス属など
腸管内に常在しない菌
赤痢菌，サルモネラ属，エルシニア属など

カルバペネマーゼ産生

カルバペネマーゼ産生腸内細菌科細菌
(CPE: carbapenemase producing Enterobacteriaceae)

「カルバペネマーゼ産生」もしくは「AmpC過剰産生＋外膜の変化（ポーリンの減少や欠損）」の腸内細菌科細菌。CRE感染症は5類全数報告疾患。

Category 3 耐性菌

053
MDRP
multiple drug resistant *Pseudomonas aeruginosa*
多剤耐性緑膿菌

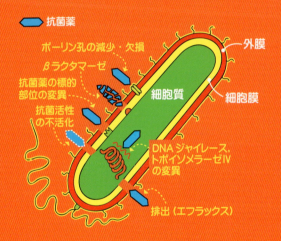

通常，緑膿菌はカルバペネム系，アミノグリコシド系，キノロン系に感受性を示すが，それらに耐性となった緑膿菌。

Category 3 耐性菌

054
MDRA
multiple drug resistant *Acinetobacter*
多剤耐性アシネトバクター

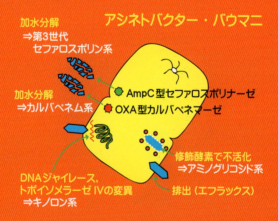

アシネトバクター・バウマニ

加水分解
⇒第3世代
　セファロスポリン系

加水分解
⇒カルバペネム系

AmpC型セファロスポリナーゼ
OXA型カルバペネマーゼ

修飾酵素で不活化
⇒アミノグリコシド系

DNAジャイレース,
トポイソメラーゼIVの変異
⇒キノロン系

排出（エフラックス）

イミペネム，アミカシン，シプロフロキサシンに耐性のアシネトバクター属。ほとんどがアシネトバクター・バウマニ。MDRA感染症は5類全数報告疾患。

| Category 3 | 耐性菌 |

055
VRE
vancomycin resistant enterococci
バンコマイシン耐性腸球菌

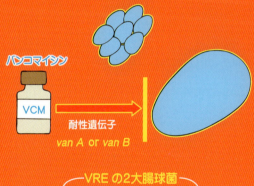

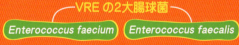

バンコマイシン耐性の腸球菌。エンテロコッカス・フェシウムが多い。VRE感染症は5類全数報告疾患。

Category 3　耐性菌

056
MDR-TB
multidrug resistant *Mycobacterium tuberculosis*
多剤耐性結核菌

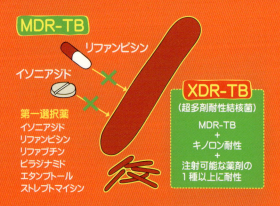

抗結核薬の第1選択薬のうち少なくともリファンピシンとイソニアジドに耐性の結核菌がMDR-TB。さらにキノロン系と注射剤（カプレオマイシン，アミカシン，カナマイシン）の少なくともひとつに耐性の結核菌がXDR-TB。

Category 3　耐性菌

057
BLNAR
β-lactamase negative ampicillin resistance
βラクタマーゼ非産生アンピシリン耐性

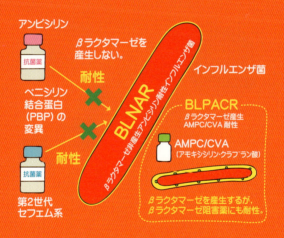

βラクタマーゼを産生せずに，ペニシリン結合蛋白（PBP）の変異によってアンピシリンに耐性を示すインフルエンザ菌で，アンピシリン以外に第2世代セフェム系にも耐性。

Category 3　耐性菌

058
PRSP
penicillin-resistant *Streptococcus pneumoniae*
ペニシリン耐性肺炎球菌

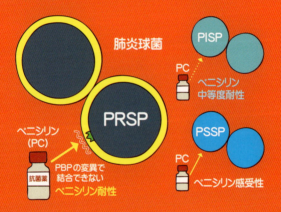

ペニシリンに耐性を獲得した肺炎球菌。感受性の程度によりペニシリン感受性菌（PSSP）ペニシリン中等度耐性菌（PISP）とペニシリン耐性菌（PRSP）に区別される。PRSPもPISPも病原性に違いはない。

Category 3 | 耐性菌

059
バイオフィルム
biofilm

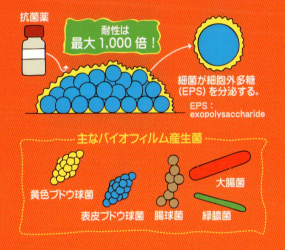

細菌が自身の産生する粘液とともに作る膜状の物質。バイオフィルムがあることで抗菌薬への耐性は最大1,000倍となる。

Category 4　医療関連感染

060
HAI
healthcare-associated infection
医療関連感染

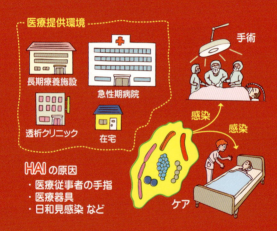

医療に関連して発生する感染。近年，医療提供環境が急性期病院のみならず長期療養施設，透析センター，在宅などに拡がってきたため医療関連感染と表現されるようになった。

Category 4 医療関連感染

061
CRBSI
catheter related bloodstream infection
カテーテル由来血流感染

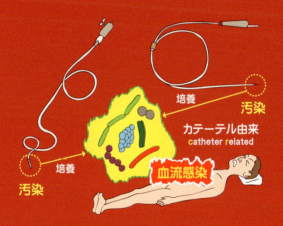

血流感染の原因がカテーテルであることが同定されている（カテーテル先端の培養が血流分離菌に一致するなど）。臨床上の定義であり，サーベイランスには用いられない。

Category 4　医療関連感染

062
CLABSI
central line associated bloodstream infection
中心ライン関連血流感染

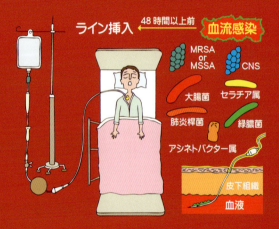

血流感染が発生する48時間前の時点で中心静脈カテーテルが挿入されており，血流感染が他の部位の感染とは関連していない。一部はカテーテル以外の感染源の可能性もある。

Category 4 医療関連感染

063
CAUTI
catheter associated urinary tract infection
カテーテル関連尿路感染

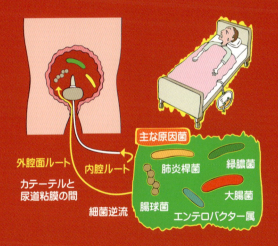

病原体がカテーテル外の尿道粘膜面に沿って膀胱に移動したり，カテーテルの結合部から内腔に侵入して，カテーテル内を上行して感染する。

Category 4 医療関連感染

064
閉鎖式導尿システム
closed drainage system

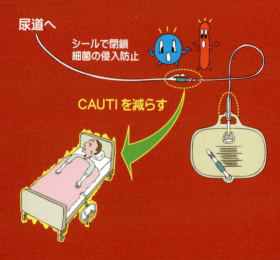

カテーテルとチューブの接合部があらかじめシールされた導尿システム。カテーテル関連尿路感染のリスクを低減させることができる。

Category 4　医療関連感染

065
間歇的導尿法
intermittent catheterization

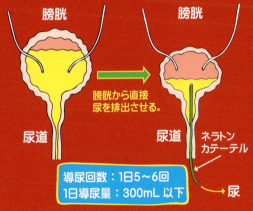

尿路感染のリスクはカテーテル留置より低い！

膀胱に尿道カテーテルを短時間挿入して，一定時間ごとに排尿させる方法。尿道留置カテーテルよりも感染リスクは低い。

Category 4 医療関連感染

066
膀胱洗浄
bladder irrigation

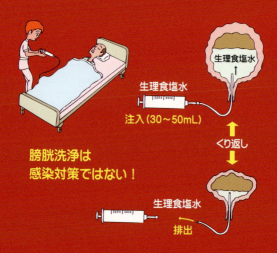

膀胱洗浄は感染対策ではない！

膀胱内にカテーテルを挿入し，滅菌生理食塩水などの注入・排出を繰り返して洗浄すること。感染対策としては用いない。

Category 4 医療関連感染

067
SSI
surgical site infection
手術部位感染

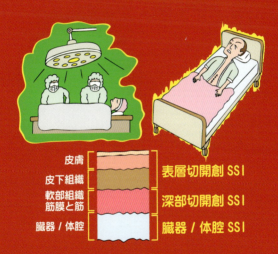

手術に直接関連して発生する術野の感染。深さによって表層切開創SSI，深部切開創SSI，臓器/体腔SSIに分類される。

Category 4　医療関連感染

068
VAP
ventilator associated pneumonia
人工呼吸器関連肺炎

人工呼吸器開始から

4日までに発症　　5日以降に発症

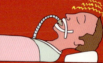

早期発症型 VAP
原因菌は感受性菌が多く，予後は比較的良好。

晩期発症型 VAP
原因菌は多剤耐性菌が多く，致死率が高い。

主な原因菌

上気道由来：肺炎球菌，インフルエンザ菌，口腔内嫌気性菌 など
消化管由来：肺炎桿菌，大腸菌，エンテロバクター属，セラチア属，シトロバクター属 など
環境由来：MRSA，緑膿菌，アシネトバクター属 など

人工呼吸器装着患者に発生した肺炎。尿路感染に次いで2番目に多く，致死率が高い。

Category 4 医療関連感染

069
誤嚥性肺炎
aspiration pneumonia

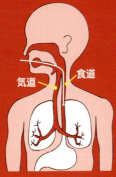
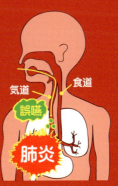

正常な嚥下　　　　誤嚥性肺炎

肺炎球菌や口腔内常在菌の嫌気性菌が主な原因菌

口から食道へ入るべき食物が嚥下機能障害により気管に入ることによって発生する。唾液や食物などと一緒に細菌が肺に入り込む。

Category 4 医療関連感染

070
SUD
single use device
単回使用医療機器

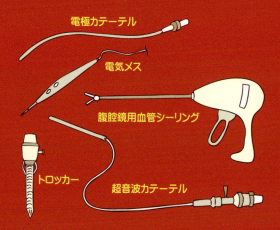

単回の使用にて廃棄すべき医療機器。院内滅菌による再使用は不完全な洗浄・滅菌による感染のリスクがあり，医療機器の性能と安全性を保証しない。

Category 5 感染予防策 手指衛生

071
手指衛生
hand hygiene

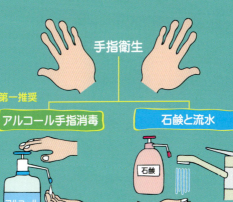

「アルコール手指消毒」と「石鹸と流水による手洗い」がある。アルコール手指消毒が第一推奨である。

Category 5 | 感染予防策 | 手指衛生

072
手洗い
hand washing

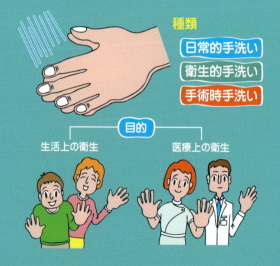

手洗いには，その目的に応じて「日常的手洗い」「衛生的手洗い」「手術時手洗い」がある。

Category 5 | 感染予防策 | 手指衛生

073
日常的手洗い
social hand washing

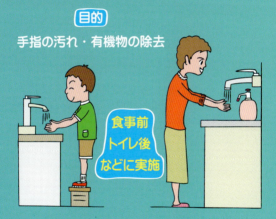

目的
手指の汚れ・有機物の除去

食事前
トイレ後
などに実施

食事の前や排便・排尿後など家庭生活や社会生活において行われる手洗い。石鹸と水道水または水道水のみにて行う。

Category 5 | 感染予防策 | 手指衛生

074
衛生的手洗い
hygienic hand washing

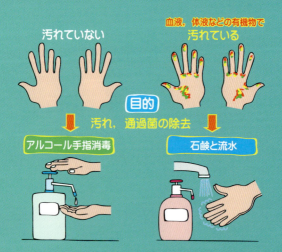

診療の前後に行われる手洗い。手が肉眼的に汚れていなければ，アルコール手指消毒薬で行う。汚れていれば石鹸と流水にて行う。

Category 5　感染予防策　手指衛生

075

手術時手洗い
surgical hand washing

目的
- 通過菌の除去
- 常在菌の減少（術中の菌増殖抑制）

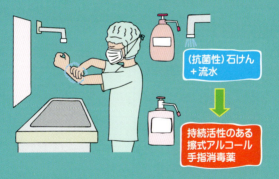

(抗菌性)石けん + 流水

↓

持続活性のある擦式アルコール手指消毒薬

手術前に実施される最も水準の高い手洗い。クロルヘキシジン含有アルコール手指消毒薬などを用いる。

Category 5 | 感染予防策 | 手指衛生

076
擦式アルコール手指消毒薬
alcohol based hand rubs

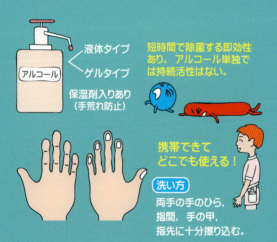

診療の前後の手指衛生に用いられる。手術時手洗いでは持続活性を持つクロルヘキシジンなどを含有したアルコール消毒薬が用いられる。

Category 5 | 感染予防策 | 手指衛生

077
皮膚通過菌
transient skin flora

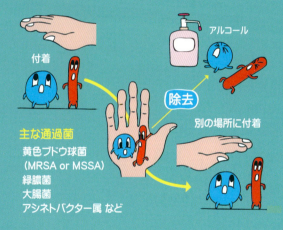

主な通過菌
黄色ブドウ球菌
（MRSA or MSSA）
緑膿菌
大腸菌
アシネトバクター属 など

皮膚表層に一時的に付着した細菌で，日常的な手洗いにより除去することができる。病院では医療従事者が患者に直接接触したり，患者の近傍にある物品に接触した場合に付着する。

Category 5　感染予防策　手指衛生

078
皮膚常在菌
resident skin flora

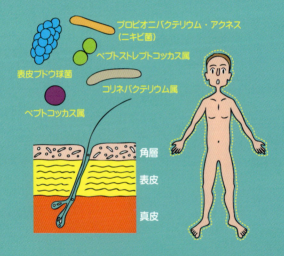

皮膚の深層に住み着いているため除去が困難であるが，一般的には感染とはあまり関係がない。コアグラーゼ陰性ブドウ球菌など。

Category 5 感染予防策 手指衛生

079
手指衛生5つのタイミング
five moments of hand hygiene

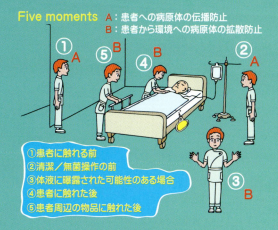

Five moments　A：患者への病原体の伝播防止
　　　　　　　B：患者から環境への病原体の拡散防止

① 患者に触れる前
② 清潔／無菌操作の前
③ 体液に曝露された可能性のある場合
④ 患者に触れた後
⑤ 患者周辺の物品に触れた後

病室での患者ケアにおいて手指衛生を必要とする5つの場面。世界保健機関（WHO）が2009年に公開した「医療における手指衛生のガイドライン」に示されている。

Category 5 | 感染予防策 | 手指衛生

080
手指衛生評価法
evaluation method of hand hygiene

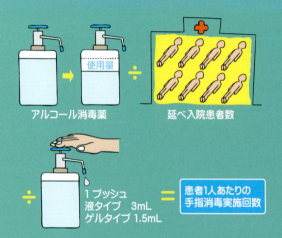

遵守率の評価には手指消毒薬使用量の計測，電子機器による**モニタリング**などの間接評価と現場で目視にて**直接観察**する直接評価がある。

Category 5 感染予防策 感染対策

081
標準予防策
standard precaution

原則 汗を除くすべての血液，体液，分泌液，排泄物，傷のある皮膚，粘膜には感染性病原体が存在しているものとして扱う。

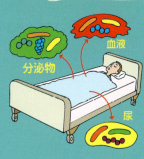

分泌物　血液　尿

標準予防策の構成要素
❶ 手指衛生の実施
❷ 個人防護具の着脱
❸ 汚染した患者ケア用器具の処理
❹ 環境整備
❺ リネンと洗濯
❻ 患者収容
❼ 職業感染防止
❽ 咳エチケットの実施
❾ 安全な注射手技
❿ 腰椎穿刺処置時の感染防止

「すべての患者は何らかの病原体に感染している」という前提で日常的に実施する感染対策。患者および医療従事者が感染する危険性を減らすための基本的な予防策。

Category 5 | 感染予防策 | 感染対策

082
安全な注射手技
safe injection practice

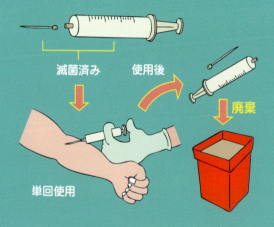

標準予防策の構成要素の1つ。具体的には「滅菌済みで単回使用の使い捨て注射針および注射器を用いる」「注射器材および薬剤の汚染を防ぐ」を実践する。

Category 5 感染予防策 感染対策

083
咳エチケット
cough etiquette

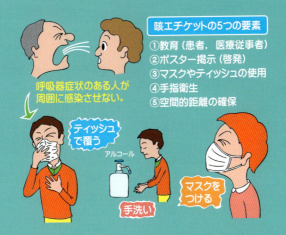

咳エチケットの5つの要素
①教育（患者，医療従事者）
②ポスター掲示（啓発）
③マスクやティッシュの使用
④手指衛生
⑤空間的距離の確保

呼吸器症状のある人が周囲に感染させない。

ティッシュで覆う
アルコール
手洗い
マスクをつける

標準予防策の構成要素の1つ。咳や鼻水などの症状のある人は，マスクを着用する。また咳をするときにはティッシュにて口と鼻を覆い，その後は手指衛生を行う。

Category 5 感染予防策 感染対策

084
感染経路別予防策
transmission based precaution

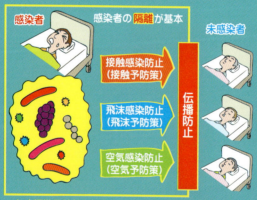

※必ず標準予防策と併用する

標準予防策を実施しても感染経路を完全には遮断できない場合に, 追加して実施する感染対策。「接触予防策」「飛沫予防策」「空気予防策」がある。

Category 5　感染予防策　感染対策

085
接触予防策
contact precaution

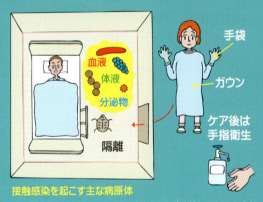

接触感染を起こす主な病原体
細　菌：MRSA, MDRP, MDRA, VRE, ESBL 産生菌, *C. difficile* など
ウイルス：ノロウイルス，水痘-帯状疱疹ウイルス
寄生虫：疥癬虫

角化型疥癬など接触感染する感染症の患者に対する感染対策。患者を個室に入室させ，医療従事者はガウンと手袋を装着して入室する。

Category 5 感染予防策 感染対策

086
飛沫予防策
droplet precaution

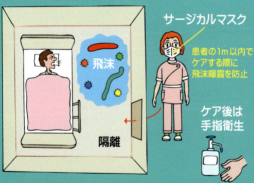

飛沫感染を起こす主な病原体
細　菌：インフルエンザ菌，百日咳菌，マイコプラズマ・ニューモニエなど
ウイルス：インフルエンザウイルス，風疹ウイルス，アデノウイルスなど

インフルエンザなど飛沫感染する感染症の患者に対する感染対策。個室隔離し，医療従事者はサージカルマスクを装着して入室する。

Category 5 | 感染予防策 | 感染対策

087
空気予防策
airborne infection isolation precaution

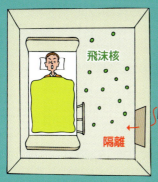

N95マスク

飛沫核

隔離

飛沫核が空気中に長時間浮遊し，空気流にのって空間を伝播する。

ケア後は手指衛生

空気感染を起こす主な病原体
細　　菌：結核菌
ウイルス：麻疹ウイルス，水痘 - 帯状疱疹ウイルス

結核など空気感染する感染症の患者に対する感染対策。空気感染隔離室に入室させ，医療従事者はN95マスクを装着して入室する。

Category 5　感染予防策　感染対策

088
空気感染隔離室
airborne infection isolation room

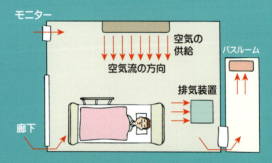

空気感染隔離室の条件
❶周辺より陰圧で監視されている。
❷換気（新築・改築施設：12回/1時間，既存施設：6回/1時間）
❸空気は外部に直接排気か，HEPAフィルタでろ過して再循環。

結核や麻疹など空気感染する感染症（疑い）の患者を隔離するための個室病室。室内が隣接区域よりも陰圧となっている。

Category 5　感染予防策　感染対策

089
防護環境
protective environment

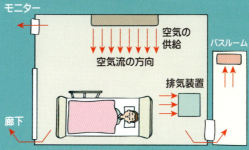

防護環境の条件
・HEPAフィルタで室内に入る空気をろ過。
・室内空気流は一方向性（供給口から患者を越え反対側の排気口へ）
・病室内の気圧は廊下より陽圧。
・病室を十分シールド。
・換気回数：12回以上／1時間。

同種造血細胞移植患者のアスペルギルス対策としての陽圧環境。室内が廊下，トイレ，前室に比べて，陽圧となっている。

Category 5　感染予防策　感染対策

090
隔離
isolation

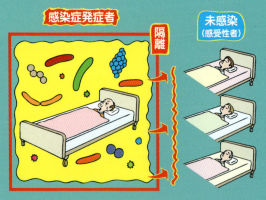

感受性者に伝播させない！

感染症を発症した患者を感受性のある未発症の人々から引き離して，行動を制限する。一般に個室に入室させて隔離する。

Category 5 | 感染予防策 | 感染対策

091
コホート
cohort

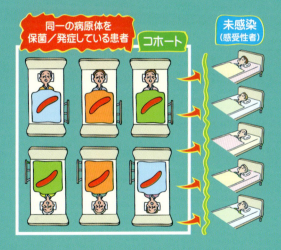

同一の病原体を保菌または発症している患者を1つの病室に同室させて，他の患者と接触させないようにする。

Category 5 感染予防策 感染対策

092
バンドル
bundle

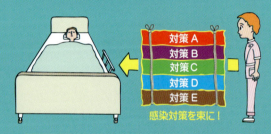

感染対策を束に！

中心ラインカテーテル挿入時のバンドルの5つの要素

- 挿入前の手指衛生
- マキシマル・バリアプリコーション
- クロルヘキシジングルコン酸塩で挿入部消毒
- カテ挿入部位は鎖骨下を選択（ソケイ部を避けること）
- ラインの必要性を毎日評価し、不要なら即時抜去。

様々な感染対策のうち、特に有用と考えられる複数の対策をまとめて（束［バンドル］にして）実施する方法。

Category 5　感染予防策　感染対策

093
患者搬送
transport of patients

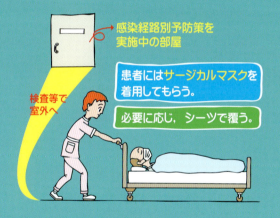

感染経路別予防策を実施中の病室の患者の病室外への搬送は病室で実施できない検査など重要な場合に制限する。搬送時の患者にはマスクや必要に応じてシーツなどを用いる。

Category 5 | 感染予防策 | 感染対策

094
感染性廃棄物
infectious waste

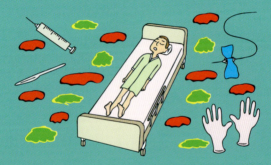

感染性廃棄物の例
①血液，血清，血漿および体液（精液を含む）
②病理廃棄物（臓器，組織，皮膚等）
③病原体に関連した試験，検査等に用いられたもの
④血液等が付着している鋭利なもの

ヒトが感染する可能性のある病原体が含まれている，もしくは，付着している廃棄物。

Category 5 | 感染予防策 | 感染対策

095
バイオハザードマーク
biohazard warning sticker

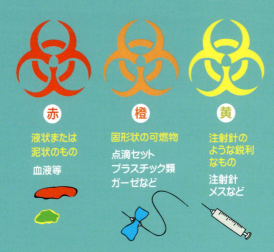

赤 — 液状または泥状のもの / 血液等

橙 — 固形状の可燃物 / 点滴セット プラスチック類 ガーゼなど

黄 — 注射針のような鋭利なもの / 注射針 メスなど

感染性廃棄物を入れた容器を他の廃棄物と識別できるように添付するマーク。廃棄物の種類によって3種類（黄色，橙色，赤色）に分かれる。

103

Category 5 | 感染予防策 | 個人防護具

096
個人防護具
PPE : personal protective equipment

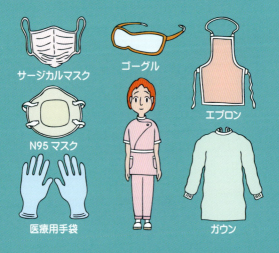

粘膜，気道，皮膚，衣類に病原体や汚染物が付着するのを防ぐために用いられるガウン，マスク，手袋などの防護具。

Category 5 感染予防策 個人防護具

097
個人防護具の着脱
donning and removal of personal protective equipment

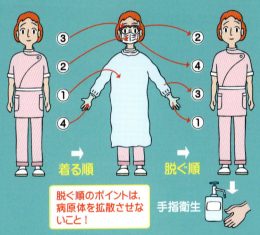

着る順　脱ぐ順

脱ぐ順のポイントは，病原体を拡散させないこと！

手指衛生

着用の順番は「①ガウン⇒②マスク⇒③ゴーグル（フェイスシールド）⇒④手袋」，取り外しは「①手袋⇒②ゴーグル（フェイスシールド）⇒③ガウン⇒④マスク」が推奨される。

Category 5 感染予防策 個人防護具

098
医療用手袋
medical glove

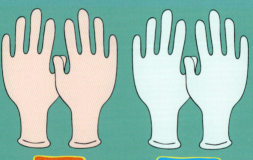

滅菌手袋

[用途] 手術時，心臓カテーテル挿入時などに使用

非滅菌手袋

[用途] 標準予防策，接触予防策など血液・体液曝露防止のために使用

天然ゴム，合成ゴム，プラスチックの手袋があり，それぞれ装着性，経済性，耐久性に特徴がある。滅菌と非滅菌の手袋がある。

Category 5 感染予防策 個人防護具

099
サージカルマスク
surgical mask

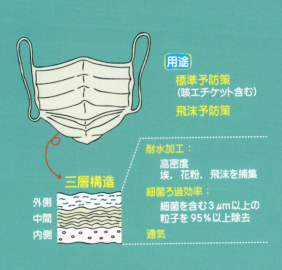

用途
標準予防策
（咳エチケット含む）
飛沫予防策

三層構造
外側
中間
内側

耐水加工：
　高密度
　　埃，花粉，飛沫を捕集
細菌ろ過効率：
　細菌を含む3μm以上の
　粒子を95%以上除去
通気

使用者が飛沫を周辺に飛散するのを防ぐため，もしくは，使用者を血液や体液の直接飛散から守るために用いられる。

`Category 5` 感染予防策 個人防護具

100
N95 マスク
N95 mask

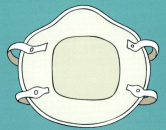

Not resistant oil
（耐油性なし）

N95

直径 0.3μm の粒子を捕集する捕集効率が 95％以上

結核，水痘 - 帯状疱疹ウイルスは 1～5μm であるため捕集可能

用途
空気予防策において使用

医療従事者が空気感染隔離室に入室するときに装着するマスク。フィットテストとシールチェックで合格したものを使用しなければならない。

Category 5 感染予防策 個人防護具

101
フィットテスト
fit test

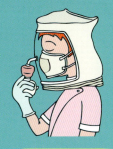
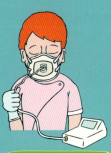

定性的フィットテスト
通常の呼吸➡深呼吸➡顔を右左に動かす➡顔を上下に動かす➡声を出す➡顔をしかめる➡腰を曲げる➡通常の呼吸

定量的フィットテスト
室内の粉塵を用いてN95マスクの顔面への密着性を測定する方法

N95マスクが使用者に十分フィットしているかを確認する方法。テストには時間を要するため事前に行っておく必要がある。

Category 5 感染予防策 個人防護具

102
シールチェック
seal check

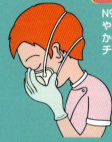

陽圧チェック
N95マスクの表面を手で覆ってやさしく息を吐き，マスク周囲から空気の漏れがなければ陽圧チェックは合格

陰圧チェック
優しく息を吸ってN95マスクが顔に向かって引きつけられるかマスク周囲から空気漏れを感じなければ，陰圧チェックは合格

フィットテストで合格済みの自分用のN95マスクに対して使用するたびに行うチェック

空気感染隔離室に入室する度に，N95マスクと顔の皮膚の間隙から空気が漏れていないことを確認する検査法。

Category 5　感染予防策　個人防護具

103
ゴーグル・フェイスシールド
goggles・face shield

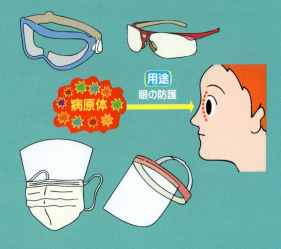

ゴーグルは眼を血液や体液の飛沫から守り，フェイスシールドは顔面を守る。眼鏡はゴーグルの代用とはならない。

Category 5　感染予防策　個人防護具

104
ガウン
gown

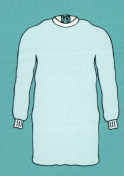

用途

病棟・外来⇒医療従事者の感染曝露防止
手術室⇒患者を感染から守る

AAMI が定めるバリア等級
水や血液に対するガウンの液体防御性基準

| レベル4：全く浸透しない |
| レベル3：ほとんど浸透しない |
| レベル2：ある程度浸透がある |
| レベル1：すぐに浸透する |

※大量の血液や病原体の曝露の恐れがある場合は，レベル2以上が求められる。

病棟や外来では医療従事者の身体や衣類を病原体や汚染物から守るため，手術室では患者を病原体から守るために使用される。AAMI（米国医科器械学会）基準が用いられる。

Category 5 感染予防策 個人防護具

105
マキシマル・バリアプリコーション
MBP：maximal barrier precaution

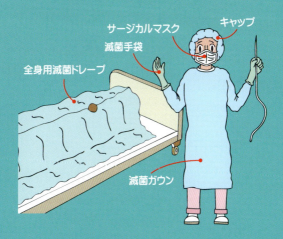

中心静脈カテーテルの挿入やガイドワイヤーによる交換のときに，術者がキャップ，マスク，滅菌ガウン，滅菌手袋，全身用滅菌ドレープを用いる方法。

Category 6 環境整備

106
環境表面
environmental surface

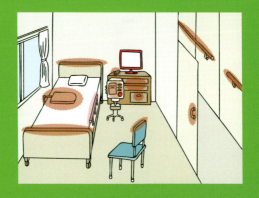

「医療機器表面(透析装置など)」と「ハウスキーピング表面(ベッド柵,ドアノブ,床や壁など)」に分類される。また,手指の接触頻度によって高頻度接触表面と低頻度接触表面に分類される。

Category 6 　環境整備

107
環境微生物
environmental microorganisms

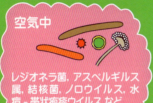

空気中
レジオネラ菌，アスペルギルス属，結核菌，ノロウイルス，水痘-帯状疱疹ウイルス など

水まわり
緑膿菌，アシネトバクター・バウマニ など

環境表面
黄色ブドウ球菌，大腸菌，クロストリディオイデス・ディフィシル，アシネトバクター・バウマニ，セラチア・マルセッセンス，バシラス・セレウス，ノロウイルス など

空気中や水まわり，環境表面に生息する微生物．感染源となり得るため，感染対策の対象として環境清掃等にて対応する．

115

Category 6 環境整備

108
手指の高頻度接触表面
frequent hand contact

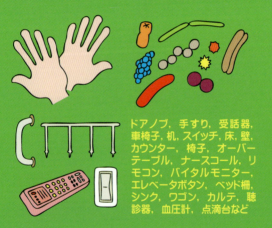

ドアノブ，手すり，受話器，車椅子，机，スイッチ，床，壁，カウンター，椅子，オーバーテーブル，ナースコール，リモコン，バイタルモニター，エレベータボタン，ベッド柵，シンク，ワゴン，カルテ，聴診器，血圧計，点滴台など

手指が高頻度に触れる環境表面（ドアノブやベッド柵など）．外見上は汚れていなくても，ヒトの手指が頻回に触れるため病原体が付着している可能性が高い．

Category 6 環境整備

109
手指の低頻度接触表面
minimal hand contact

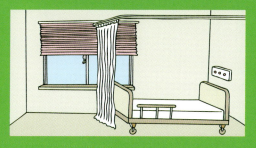

水平面
床，棚などの水平部分，窓の敷居など

垂直面
壁，ブラインド，敷居カーテンなど

手指がほとんど触れない環境表面（床や天井など）。病原体の伝播経路とはなりにくいので，感染対策上あまり重要な対象物とはならない。

Category 6 環境整備

110
環境清掃
environmental surface cleaning

高頻度接触表面
1日1回以上の定期清掃，または定期消毒

低頻度接触表面
水平表面：
 定期清掃，汚染時清掃，退院時清掃
垂直表面：汚染時清掃

―オフロケーション方式―
スペアモップと交換しながらモップがけする方法で，清掃終了後に汚れたモップをまとめて洗う。

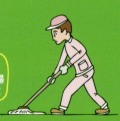

環境表面は正常皮膚に接するので**ノンクリティカル**に分類される。そのため，洗浄もしくは低水準消毒で対応する。

Category 6　環境整備

111
環境消毒
environmental surface disinfection

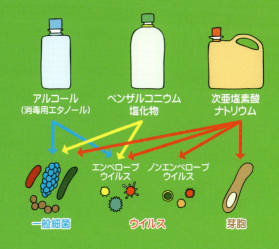

環境表面が多剤耐性菌や血液などで汚染した場合やアウトブレイクの感染源として疑われる場合は環境消毒が必要となる。

Category 6 環境整備

112
HEPAフィルタ
high efficiency particulate air filtration

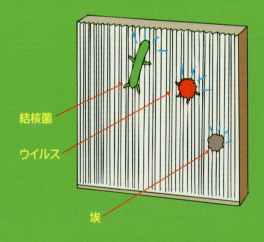

結核菌
ウイルス
埃

埃のない環境（クリーンルームなど）を作り出すために開発されたフィルタ。0.3μm 以上の微粒子を 99.97% 以上除去できる。

Category 6　環境整備

113
エアロゾル
aerosol

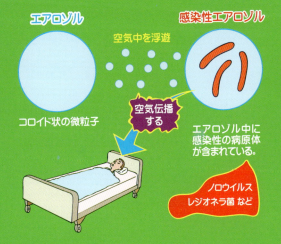

空気中に浮遊している固形もしくは液体の微粒子。そのサイズは様々であり、0.001μm～100μmと幅広い。

Category 6　環境整備

114
ゾーニング
zoning

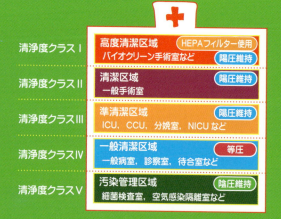

清浄度クラスⅠ	高度清潔区域　バイオクリーン手術室など	HEPAフィルター使用　陽圧維持
清浄度クラスⅡ	清潔区域　一般手術室	陽圧維持
清浄度クラスⅢ	準清潔区域　ICU，CCU，分娩室，NICUなど	陽圧維持
清浄度クラスⅣ	一般清潔区域　一般病室，診察室，待合室など	等圧
清浄度クラスⅤ	汚染管理区域　細菌検査室，空気感染隔離室など	陰圧維持

病院の感染対策では部署の特殊性を考慮してゾーン分けを行い，部署ごとに必要とされる空気の清浄度クラスに応じて空調管理を行う。

Category 6 | 環境整備

115
レジオネラ対策
control of legionella

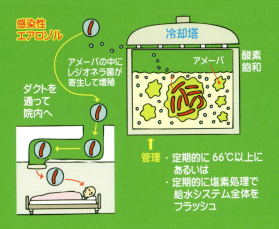

空調設備である冷却塔がレジオネラ菌に汚染されると，レジオネラ菌を含んだ感染性エアロゾルが施設内に流入する恐れがある。そのため冷却塔の管理は極めて重要である。

Category 6 環境整備

116
アスペルギルス対策
control of aspergillus

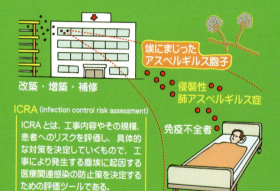

病院の増築・補修工事などで生まれる塵埃に交じって空気中に舞い上がるアスペルギルス胞子を免疫不全者が吸い込むと侵襲性肺アスペルギルス症を引き起こすため、その対策がきわめて重要である。

Category 6 環境整備

117
塵埃感染
dust infection

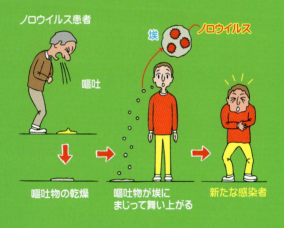

病原体に汚染された塵や埃が空気中に舞い上がり，それを吸い込むことで起こる感染。ノロウイルス感染者の嘔吐物が乾燥して舞い上がり感染を起こす場合など。

Category 7 職業感染・健康管理 　針刺し

118
血液・体液曝露
blood or body fluid exposure

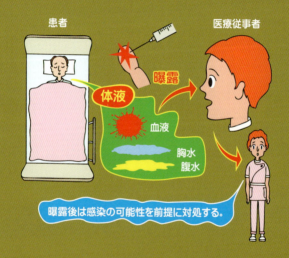

医療従事者が採血後の注射針で手指に針刺ししたり，飛散した胸水や腹水を眼の結膜や口など粘膜などに曝露すること。

Category 7 職業感染・健康管理 針刺し

119
血液媒介病原体
blood borne pathogen

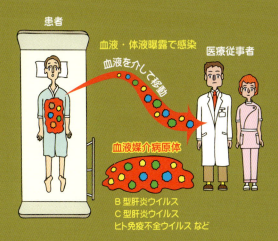

針刺しなどによる血液・体液曝露にて感染する病原体。B型肝炎ウイルス，C型肝炎ウイルス，ヒト免疫不全ウイルスが代表的。

Category 7 | 職業感染・健康管理 | 針刺し

120
針刺し損傷
needle stick injury

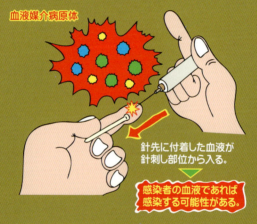

血液媒介病原体

針先に付着した血液が針刺し部位から入る。

感染者の血液であれば感染する可能性がある。

針刺しは未然に防ぐ方法があるため事故ではない！

医療従事者が血液媒介病原体に感染する危険性が最も高い事例。「針刺し」とも呼ばれる。

Category 7　職業感染・健康管理　　針刺し

121
針刺し防止機構付き器具
device with needle safety feature

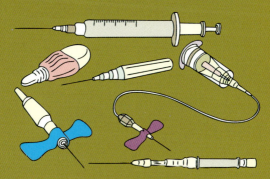

針刺し防止機構付き器具

- **passive タイプ：オートマチックに安全装置が作動**
- **active タイプ：使用者のアクションで安全装置が作動**

翼状針や静脈留置針などの安全装置を作動させることで針刺しを起こさない機能をもつ器具。

Category 7　職業感染・健康管理　ワクチン

122
ワクチン
vaccine

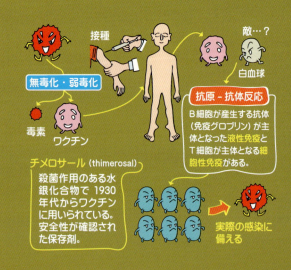

ワクチンは対象病原体の毒素を取り除いたり，あるいは弱めたもので，接種することにより抗体として免疫グロブリンが体内に作られる。

Category 7　職業感染・健康管理　ワクチン

123
VPD
vaccine preventable disease
ワクチンで予防可能な疾患

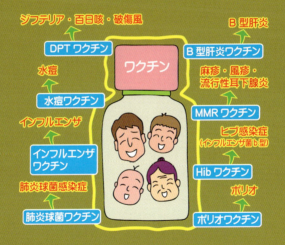

子宮頸がん，麻疹，風疹，流行性耳下腺炎，水痘などワクチン接種によって予防できる疾患。接種率を高めるために啓発が必要である。

Category 7　職業感染・健康管理　ワクチン

124
B型肝炎ワクチン
hepatitis B vaccine

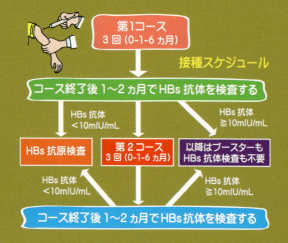

医療従事者は HBVワクチンを接種してHBs抗体を獲得しておく必要がある。1コースで3回（0-1-6ヵ月）接種する。

Category 7 職業感染・健康管理 ワクチン

125
麻疹, 風疹, 流行性耳下腺炎, 水痘ワクチン

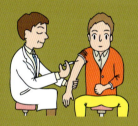

新規入職者
▼
入職前に接種歴確認
▼
接種歴がなければ
入職前に接種

接種済み 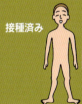 野生ウイルスに曝露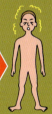

ブレイクスルー感染

ワクチンを接種して
いても発症すること
がある。

麻疹, 風疹, 流行性耳下腺炎, 水痘は感染力が強いため, 医療従事者はワクチンを接種しておく必要がある。接種回数は2回が望ましい。

Category 7　職業感染・健康管理　ワクチン

126
インフルエンザワクチン
influenza vaccine

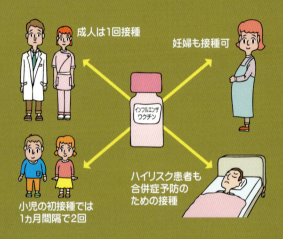

最も重要なインフルエンザ予防はワクチンの接種である。インフルエンザワクチンは不活化ワクチンであり，重症卵アレルギーの人にも接種可能である。

Category 7 職業感染・健康管理 その他

127
就業制限
work restriction

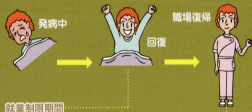

就業制限期間

インフルエンザ：「発症」から「解熱剤を使用しない状況で，発熱がなくなってから 48 時間経過する」まで
ノロウイルス胃腸炎：ノロウイルスによる下痢や嘔吐の「発症」から「症状の改善後 48～72 時間経過する」まで
麻　疹：発症～発疹がみられてから 7 日目まで
水　痘：発症～病変が痂皮化するまで（約 5 日）
風　疹：発症～発疹がみられてから 5 日目まで
流行性耳下腺炎：発症～発症後 5 日目まで

業務を継続することによって，周囲の人々に感染症を蔓延させる可能性のある人の就業を制限すること。

Category 8　抗菌薬

128
抗微生物薬
antimicrobial agents

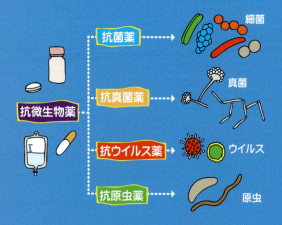

抗菌薬，抗真菌薬，抗ウイルス薬などがある。病原体の単一の標的部位に作用する。そのため，特定の病原体に有効である（抗菌薬はウイルスには無効など）。

Category 8 抗菌薬

129
選択毒性
selective toxicity

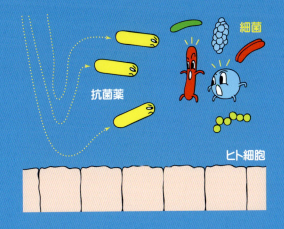

ヒトの細胞には作用せず,病原体の細胞にのみ作用する薬剤の性質。細菌には,ヒト細胞には存在しない細胞壁やリボソーム70Sなどがあり,抗菌薬はそれらに作用する。

Category 8　抗菌薬　作用機序

130
細胞壁合成阻害薬
cell wall synthesis inhibitor

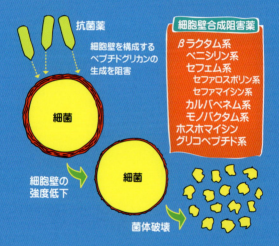

ヒトには細胞壁がないが，細菌には細胞壁が存在する。細胞壁の合成を阻害することで菌体を破壊し，殺菌する。ペニシリン系など。

Category 8　抗菌薬　作用機序

131
蛋白合成阻害薬
protein synthesis inhibitor

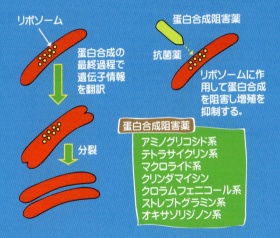

細菌の細胞分裂には蛋白合成が必要であり，そこで重要な働きをするのがリボソームである。細菌のリボソームにのみ選択的に作用し機能を阻害する。アミノグリコシド系など。

Category 8 抗菌薬 作用機序

132
葉酸合成阻害薬
folic acid synthesis inhibitor

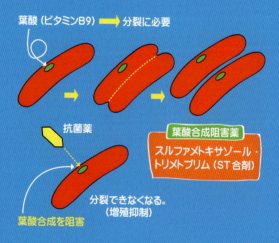

葉酸は細胞分裂に必要なビタミンである。葉酸の合成を阻害することによって細菌の増殖を抑制する。ST合剤。

Category 8 抗菌薬 作用機序

133
核酸合成阻害薬
nucleic acid synthesis inhibitors

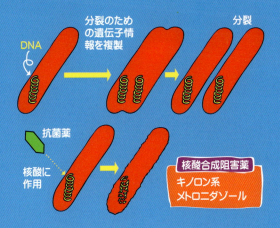

蛋白質を合成するには，その設計図となる核酸が不可欠である。核酸の合成を阻害することにより蛋白質の合成を抑制することができる。キノロン系など。

Category 8　抗菌薬　系統

134
βラクタム系
β-lactams

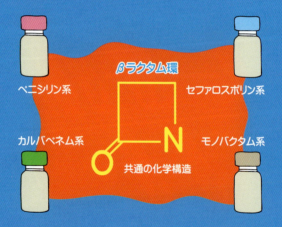

ペニシリン系
セファロスポリン系
カルバペネム系
モノバクタム系
βラクタム環
共通の化学構造

βラクタム環と呼ばれる化学構造を有する抗菌薬。作用機序は細胞壁合成阻害で，ペニシリン系，セファロスポリン系，カルバペネム系などがある。

Category 8 抗菌薬 系統

135

ペニシリン系
penicillins

βラクタム系薬

細胞壁合成阻害薬

時間依存性

古典的ペニシリン　グラム陽性菌
　ペニシリンG

アミノペニシリン　グラム陽性菌
　アンピシリン　　グラム陰性菌
　アモキシシリン

抗緑膿菌用ペニシリン　グラム陽性菌
　ピペラシリン　　　　グラム陰性菌
　　　＋　緑膿菌

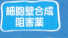

βラクタマーゼ阻害剤配合ペニシリン
　アンピシリン／スルバクタム
　アモキシシリン／クラブラン酸
　ピペラシリン／タゾバクタム

古典的ペニシリン（ペニシリンG），アミノペニシリン（アンピシリン，アモキシシリン），抗緑膿菌用ペニシリン（ピペラシリン）がある。βラクタマーゼ阻害剤を配合した製剤もある。

Category 8　抗菌薬　系統

136
セファロスポリン系
cephalosporins

βラクタム系薬

細胞壁合成阻害薬

時間依存性

第1世代	
セファゾリン	グラム陽性菌

第2世代	
セフォチアム	グラム陽性菌
	グラム陰性菌

第3世代	
セフトリアキソン	グラム陽性菌
セフォタキシム	グラム陰性菌
セフタジジム	＋ 緑膿菌

第4世代	
セフェピム	グラム陽性菌
	グラム陰性菌
	SPACE

第1～4世代がある。世代が進むにつれて，有効性がグラム陽性菌からグラム陰性菌に移行している。セファゾリンなど。

Category 8　抗菌薬　系統

137
カルバペネム系
carbapenems

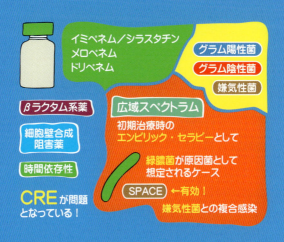

イミペネム/シラスタチン
メロペネム
ドリペネム

グラム陽性菌
グラム陰性菌
嫌気性菌

βラクタム系薬
細胞壁合成阻害薬
時間依存性

広域スペクトラム
初期治療時の エンピリック・セラピーとして
緑膿菌が原因菌として想定されるケース
SPACE ←有効！
嫌気性菌との複合感染

CREが問題となっている！

グラム陽性球菌およびグラム陰性桿菌（緑膿菌を含む）に有効であり，嫌気性菌にも効果を示す広域抗菌薬。メロペネムなど。

Category 8　抗菌薬　系統

138
キノロン系
quinolones

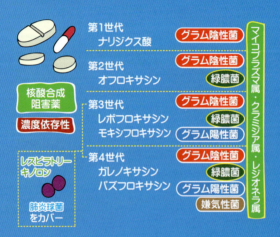

第1世代はグラム陰性桿菌に有効，第2世代は緑膿菌にも活性を示す。第3世代はグラム陽性球菌もカバーし，第4世代はさらに嫌気性菌にも効果を示す。レボフロキサシンなど。

Category 8　抗菌薬　系統

139
マクロライド系
macrolides

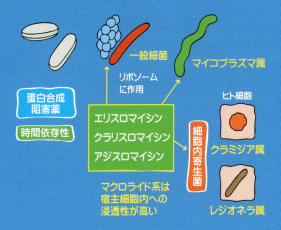

細胞壁がないマイコプラズマ属にはリボソームに作用し，肺組織など細胞内への移行が良好なため細胞内寄生菌（クラミジア属，レジオネラ属）にも有効である。アジスロマイシンなど。

Category 8　抗菌薬　系統

140
アミノグリコシド系
aminoglycosides

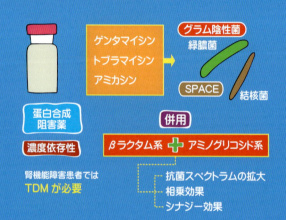

好気性グラム陰性桿菌に有効であるが，嫌気性菌には無効である。酸性環境下で効力が低下するので，pHの低い膿瘍では効きにくい。ゲンタマイシンなど。

Category 8　抗菌薬　系統

141
テトラサイクリン系
tetracyclines

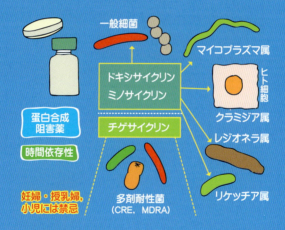

グラム陽性菌，グラム陰性菌だけでなく，マイコプラズマ属，リケッチア属，クラミジア属にも有効である。妊婦・授乳婦と小児には投与しない。ミノサイクリンなど。

Category 8　抗菌薬　系統

142
グリコペプチド系
glycopeptides

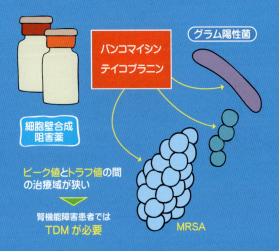

MRSAを含むすべてのグラム陽性菌（球菌，桿菌）（好気性・嫌気性に関係なく）に有効である。バンコマイシンなど。

Category 8 抗菌薬 感受性試験

143
MIC
minimum inhibitory concentration
最小発育阻止濃度

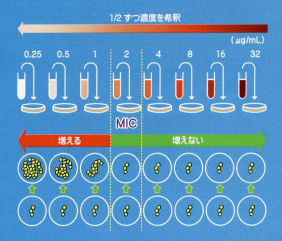

2倍希釈系列の抗菌薬含有培地に一定濃度の菌を接種し，16〜24時間の培養後に目視で確認できる「濁度を認めない最小抗菌薬濃度」。

Category 8　抗菌薬　感受性試験

144
S・I・R
susceptible・intermediate・resistant
感性・中間・耐性

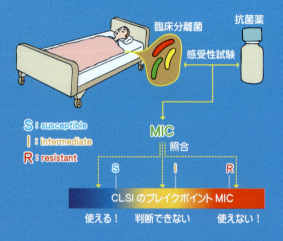

ブレイクポイント（抗菌薬のMICが臨床的に有効かどうかを判定する基準）によって細菌に対する，S（感性），I（中間），R（耐性）が判定される。

Category 8 抗菌薬 感受性試験

145
アンチバイオグラム
antibiogram

自施設の採用抗菌薬								
分離菌 ＼ 抗菌薬	株数	抗菌薬A	抗菌薬B	抗菌薬C	抗菌薬D	抗菌薬E	抗菌薬F	抗菌薬G
細菌 A	105		100	25		100	100	
細菌 B	254						100	
細菌 C	146	100	0	44	73	100	100	80
細菌 D	189	65	100	7	82	94		65
細菌 E	48	0	100	88	69		96	44
細菌 F	83			100		63	84	90
細菌 G	41		89	100				
細菌 H	26	0	63	71				100
細菌 I	139	0	0			45	13	100
細菌 J	23	92	0	88			27	88
細菌 K	67		56	38		88		

（左縦軸：自施設の臨床分離菌）

＊分離全株数における感受性株数の割合を表わした感受性率（％）。

病院内で検出された細菌に対する抗菌薬の感受性を示した一覧表。 同じ細菌であっても，病院間で抗菌薬の感受性は異なる。

Category 8 抗菌薬 感受性試験

146
血液培養
blood culture

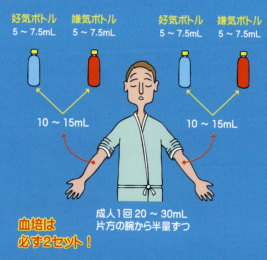

血培は必ず2セット！

血液中に流れている病原体を検出するための培養法。2セット以上の採取が求められる。

Category 8 抗菌薬 適正使用

147
保菌圧
colonization pressure

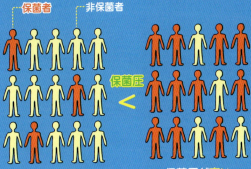

耐性菌の保菌者が「ほとんどいない病室」と「複数いる病室」を比較すると，後者のほうが伝播のリスクが高い。このようなバランスを保菌圧という。

Category 8　抗菌薬　適正使用

148
選択圧
selective pressure

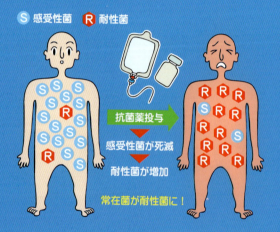

Ⓢ 感受性菌　Ⓡ 耐性菌

抗菌薬投与 →

感受性菌が死滅

耐性菌が増加

常在菌が耐性菌に！

「淘汰圧」ともいわれる。抗菌薬への持続的な曝露という環境の圧力によって細菌が淘汰される。この圧力を乗り越えるために細菌は耐性を獲得する。

Category 8　抗菌薬　適正使用

149
PK/PD
pharmacokinetics/pharmacodynamics
薬物動態／薬力学

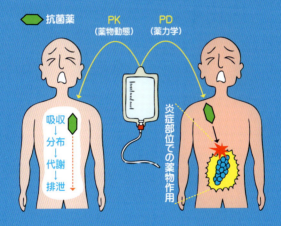

薬物動態(PK)は薬物の体内動態を示し，薬力学(PD)は炎症部位に到達した薬物の薬物作用を示す。PKとPDを組み合わせることによって抗菌薬の適切な使用がなされる。

Category 8　抗菌薬　適正使用

150
時間依存性
time dependency

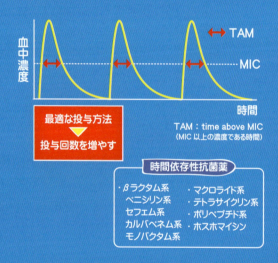

MIC値以上の血中濃度で細菌に抗菌薬が接触する時間が長ければ長いほど効果があがる抗菌薬の性質。

Category 8 抗菌薬 適正使用

151
濃度依存性
concentration dependency

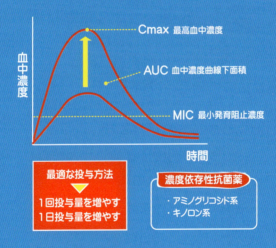

MIC値以上の血中濃度で濃度が高ければ高いほど抗菌活性を発揮して効果があがる抗菌薬の性質。

Category 8 抗菌薬 適正使用

152

TDM
therapeutic durg monitoring
治療的薬物モニタリング

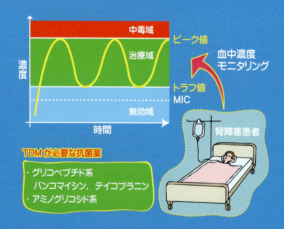

患者の薬物血中濃度を測定して個々の患者に最適な薬用量や投与法を設定し，モニタリングすること．特に血中濃度において治療域の狭い抗菌薬を腎機能障害患者に投与するときに有効．

Category 8　抗菌薬　適正使用

153
エンピリック・セラピー
empirical therapy

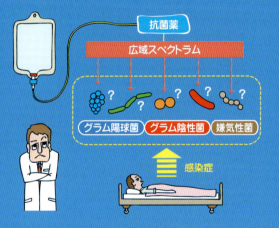

重症感染症など早期治療が必要なケースにおいて原因菌不明の段階から行う初期治療。培養結果が出るまでは幅広い菌種をカバーする広域スペクトラムの抗菌薬が使われる。

Category 8　抗菌薬　適正使用

154
デ・エスカレーション
de-escalation

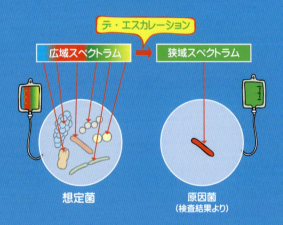

広域スペクトラムの抗菌薬を投与するエンピリック・セラピーから，原因菌と感受性が判明した時点でその原因菌に効果のある狭域スペクトラムの抗菌薬に切り替えること．

Category 8 抗菌薬 適正使用

155
菌交代現象
microbial substitution

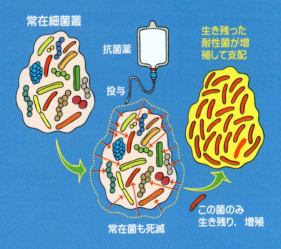

通常，常在細菌叢の働きで病原体の増殖は抑制されているが，抗菌薬により常在細菌叢が死滅し，生き残った菌が異常に増殖する現象。

Category 8　抗菌薬　適正使用

156
抗菌薬関連下痢症
antibiotic associated diarrhea

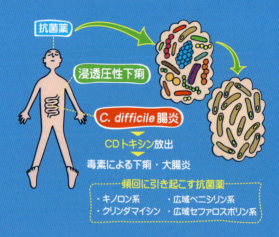

抗菌薬の投与によって起こされる下痢。浸透圧性下痢症や *C. difficile* 腸炎がある。後者は菌交代により腸管で *C. difficile* が増殖し、CDトキシンを放出して下痢と急性炎症を引き起こす。

Category 8 抗菌薬　適正使用

157
薬剤耐性（AMR）対策アクションプラン

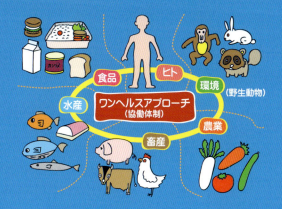

WHOの「薬剤耐性に関する国際行動計画」を踏まえ，ワンヘルスアプローチの視点で取り組むべき対策を日本政府がまとめたもの。2020年までに耐性率の低下など達成すべき成果指標が示されている。

Category 9 滅菌・消毒・洗浄

158
スポルディングの分類
Spaulding's classification

クリティカル器具 滅菌

無菌組織に挿入

手術器具
インプラント など

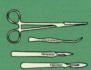

セミクリティカル器具 滅菌あるいは高水準消毒

粘膜に接触

人工呼吸器，麻酔器回路，
軟性内視鏡，膀胱鏡 など

ノンクリティカル器具 洗浄あるいは低水準消毒

正常皮膚に接触

血圧計，膿盆，ガーグルベースン，
便器・尿器，環境表面 など

医療用器具を無菌組織に挿入するクリティカル，粘膜に接触するセミクリティカル，正常皮膚に接触するノンクリティカルに分類している。

Category 9 滅菌・消毒・洗浄 滅菌

159
滅菌
sterilization

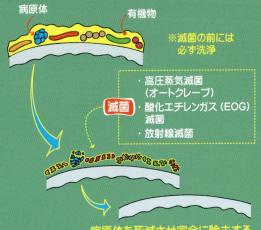

病原体を完全に除去・破壊することを目的とした処置。加熱法，照射法，ガス法など。

Category 9 滅菌・消毒・洗浄 滅菌

160
無菌性保証レベル
SAL : sterility assurance level

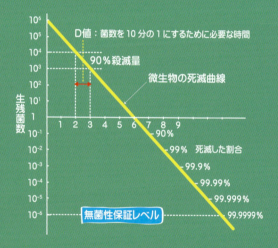

滅菌処理後の器具の表面に1個の微生物が存在する確率が100万分の1であること。

Category 9 滅菌・消毒・洗浄 滅菌

161
滅菌バリデーション基準
standard for sterilization validation

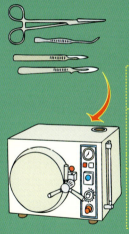

滅菌機器に要求される性能・機能（文書化されたもの）

→ 確認作業

IQ（据付時適格性確認）
据付時に装置が正しく据え付けられていることを確認する。

OQ（運転時適格性確認）
装置に期待されている機能，性能があることを種々の試験を通して確認する。

PQ（稼動性能適格性確認）
使用時にその試験の期待される結果が得られていることを確認する。

製造販売業者や製造業者が滅菌医療機器を適切に製造し，品質管理を実施することを目的として厚生労働省が定めた基準。

Category 9　滅菌・消毒・洗浄　滅菌

162
バイオバーデン
bioburden

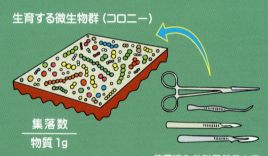

生育する微生物群（コロニー）

$$\frac{集落数}{物質 1g}$$

単位：CFU/g

使用済み外科用器具の通常のバイオバーデンは細菌数で $10^2 \sim 10^3$ CFU/g（主に栄養型細菌）

機器などにおける汚染除去・滅菌前の微生物の負荷量（物体内・表面上の生存微生物数），または物体上・表面上の有機物の量。bioload，microbial load（微生物負荷）とも呼ばれる。

Category 9 滅菌・消毒・洗浄 　滅菌

163
オートクレーブ
autoclave

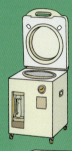

滅菌条件
- 真空脱気プリバキューム式高圧蒸気滅菌器で134～135℃
- 滅菌時間8～10分間

オートクレーブの種類
- 重力加圧脱気式高圧蒸気滅菌器
- 真空脱気プリバキューム式高圧蒸気滅菌器

対象物品
鋼製小物，ガラス製品，繊維製品，ゴム製品，プラスチック製品（一部）

高圧蒸気滅菌法と同義語。熱に安定な被滅菌物を対象にして，高温・高圧の飽和水蒸気で加熱し，微生物を殺滅する方法。

Category 9　滅菌・消毒・洗浄　消毒

164
消毒
disinfection

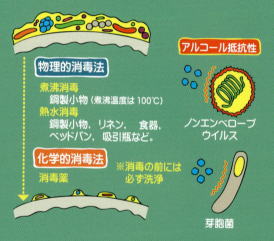

ほとんどすべての病原体を除去することができるが，芽胞を殺滅することはできない。高水準，中水準，低水準の3段階に分けられる。

Category 9 　滅菌・消毒・洗浄　 消毒

165
高水準消毒
high level disinfection

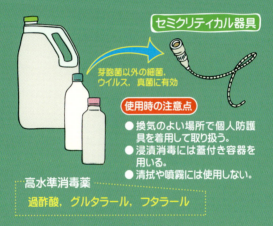

セミクリティカル器具

芽胞菌以外の細菌，ウイルス，真菌に有効

使用時の注意点
- 換気のよい場所で個人防護具を着用して取り扱う。
- 浸漬消毒には蓋付き容器を用いる。
- 清拭や噴霧には使用しない。

高水準消毒薬
過酢酸，グルタラール，フタラール

熱に弱いセミクリティカル器具（内視鏡など）に用いられる消毒。芽胞菌を除く大半の微生物の数を安全レベルまで減らす。グルタラール，フタラール，過酢酸，過酸化水素など。

Category 9　滅菌・消毒・洗浄　消毒

166

中水準消毒
intermediate level disinfection

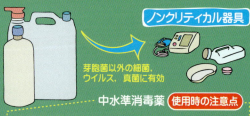

ノンクリティカル器具

芽胞菌以外の細菌，ウイルス，真菌に有効

中水準消毒薬　使用時の注意点

次亜塩素酸ナトリウム
・浸漬消毒には蓋付き容器を用いる。
・有毒な塩素ガスが発生するため，酸性の洗浄剤とは併用しない！
・クロルヘキシジングルコン酸塩と反応すると褐色物質を形成する。

消毒用エタノール，イソプロパノール
・引火性があるので火気には注意。
・粘膜や損傷皮膚には刺激があるので使用禁忌。

ポビドンヨード
・ヨード過敏症の人には使用禁忌。

ウシ型結核菌（栄養型細菌，真菌，小〜中型ウイルスよりも消毒薬にかなり耐性）を不活化できる消毒。アルコール，次亜塩素酸ナトリウムなど。

Category 9　滅菌・消毒・洗浄　消毒

167
低水準消毒
low level disinfection

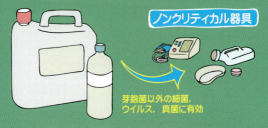

ノンクリティカル器具

芽胞菌以外の細菌，ウイルス，真菌に有効

低水準消毒薬　使用時の注意点

クロルヘキシジングルコン酸塩
・粘膜には使用禁忌。
・次亜塩素酸ナトリウムと反応すると褐色物質を形成する。

ベンザルコニウム塩化物
塩酸アルキルジアミノエチルグリシン
・陰イオン界面活性剤（石鹸）が残っていると沈殿物を形成し殺菌力が低下するので，しっかりと洗浄しておく。

栄養型細菌，真菌，ウイルスの一部を不活化する消毒。ベンザルコニウム塩化物など。

Category 9 　滅菌・消毒・洗浄　洗浄

168
洗浄
cleaning

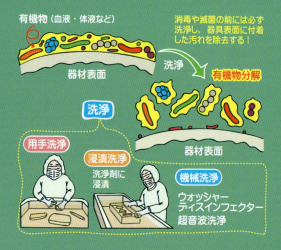

洗剤や界面活性剤と水にて汚れを洗い落とす物理的な方法。器具や環境表面から多数の微生物や汚れを除去する。

Category 9 滅菌・消毒・洗浄　洗浄

169
ウォッシャーディスインフェクター
WD：washer-disinfector

(機械洗浄)

洗浄プロセス
① 予備洗浄
② 本洗浄
③ すすぎ
④ 熱水処理
⑤ 乾燥

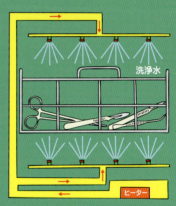

回転するプロペラから噴出する洗浄水のシャワーリング効果を利用して器材の汚れを分解・除去する。

Category 9 　滅菌・消毒・洗浄　　消毒薬

170
消毒薬
antiseptics, disinfectants

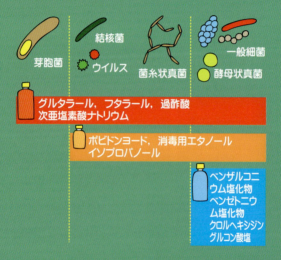

消毒メカニズムや標的部位が様々であるため，効果がみられる病原体のタイプは広い。生体消毒薬と非生体消毒薬がある。

Category 9　滅菌・消毒・洗浄　消毒薬

171
生体消毒薬・非生体消毒薬
antiseptics・disinfectants

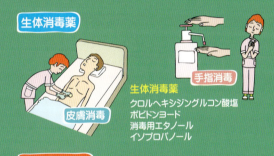

生体消毒薬

生体消毒薬
クロルヘキシジングルコン酸塩
ポビドンヨード
消毒用エタノール
イソプロパノール

手指消毒
皮膚消毒

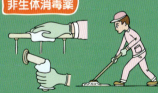

非生体消毒薬

非生体消毒薬
グルタラール
次亜塩素酸ナトリウム
ベンザルコニウム塩化物
消毒用エタノール
イソプロパノール

ヒトの消毒に用いるのが生体消毒薬。器具や環境表面などの消毒に用いるのが非生体消毒薬。

179

Category 9 滅菌・消毒・洗浄 消毒薬

172
EPA登録消毒薬
EPA registered disinfectant

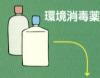
環境消毒薬

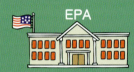
EPA

AOAC 有効性試験を通過する

以下の3菌種に対する有効性を示す。
グラム陰性菌として *Salmonella choleraesuis*
グラム陽性菌として *Staphylococcus aureus*
主要な医療関連感染の原因菌として
　　　　　　　Pseudomonas aeruginosa

登録 ⋯ 低水準消毒薬

➕

結核菌に対する有効性を示す。⋯⋯⋯⋯⋯⋯

登録 ⋯ 中水準消毒薬

米国の環境保護庁（EPA；Environmental Protection Agency）に登録された消毒薬。EPAには有効性・安全性が確認されたもののみが登録される。

Category 9 　滅菌・消毒・洗浄　消毒薬

173
消毒用エタノール
ethanol for disinfection

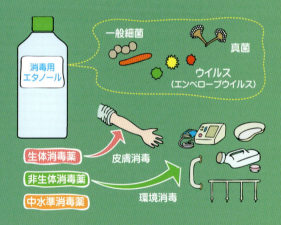

アルコール系の消毒薬で生体消毒薬および非生体消毒薬として利用できる。前者では注射部位の皮膚消毒などに，後者ではノンクリティカル器具の消毒や環境の清拭にて使用する。

Category 9　滅菌・消毒・洗浄　消毒薬

174
次亜塩素酸ナトリウム
sodium hypochlorite

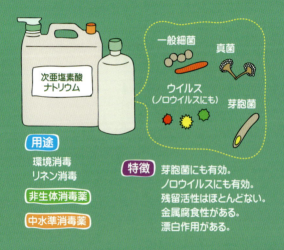

用途
環境消毒
リネン消毒

非生体消毒薬
中水準消毒薬

特徴　芽胞菌にも有効。
ノロウイルスにも有効。
残留活性はほとんどない。
金属腐食性がある。
漂白作用がある。

リネンの消毒や環境消毒に用いられる。残留性はほとんどないが，金属に対する腐食性が高い。漂白作用がある。

Category 9 　滅菌・消毒・洗浄　消毒薬

175
クロルヘキシジングルコン酸塩
CHG：chlorhexidine gluconate

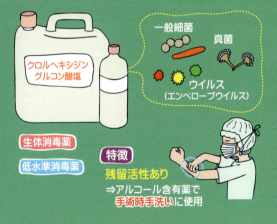

生体消毒薬
低水準消毒薬

特徴
残留活性あり
⇒アルコール含有薬で
手術時手洗いに使用

皮膚に対する刺激が少なく，臭気がほとんどない生体消毒薬。残留活性があるためアルコールに含有された製剤が手術時手洗いに用いられる。

Category 9　滅菌・消毒・洗浄　消毒薬

176
ベンザルコニウム塩化物
benzalkonium chloride

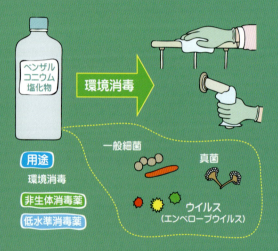

用途
環境消毒
非生体消毒薬
低水準消毒薬

テーブルやドアノブなどの環境表面の消毒に用いる。低水準消毒薬であり，セミクリティカル，クリティカル器具の消毒には用いない。

Category 9 　滅菌・消毒・洗浄　消毒薬

177
ポビドンヨード
PVI：povidone iodine

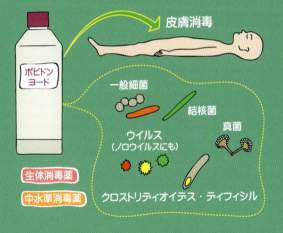

ヨウ素をポリビニルピロリドンに結合させた水溶性の複合体。生体への刺激性が低く，副作用も少ない。有機物によって不活化される。

Category 9 　滅菌・消毒・洗浄　消毒薬

178
グルタラール
glutaral

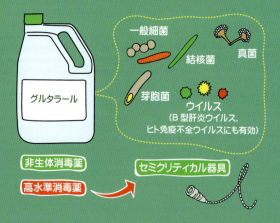

アルデヒド系の高水準消毒薬でセミクリティカルの医療器具に用いる。腐食性がなく有機物による効力の低下も少ない。しかし，毒性の問題から手術室などの環境消毒には適用はない。

Category 9 滅菌・消毒・洗浄 消毒薬

179
過酢酸
peracetic acid

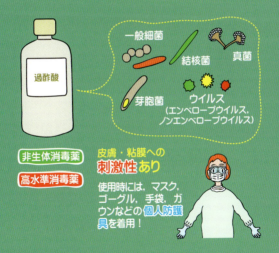

芽胞菌を含むすべての病原体に有効。皮膚や粘膜への刺激性が強いため、使用時には換気と個人防護具の着用が必要となる。

Category 9　滅菌・消毒・洗浄　消毒薬

180
酸化エチレンガス
EOG：ethylene oxide gas

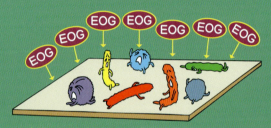

表面に付着した病原体の蛋白質，核酸酵素分子をアルキル化して死滅させる。

エアレーション

残留ガスを除去する。
労働安全衛生法上の作業環境評価基準として酸化エチレンガス濃度を1ppm以下とする規制が適用されている。

多くの物品の滅菌に利用できるガスであるが，変異原性と発がん性がある。そのため被滅菌物にガスが残留しないようにし，滅菌作業者もガスに曝露しないようにする必要がある。

Category 10　感染症疫学　流行

181
サーベイランス
surveillance

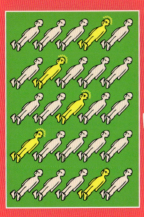
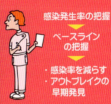

感染発生率の把握
▼
ベースライン
の把握

・感染率を減らす
・アウトブレイクの
　早期発見

ターゲットサーベイランス
〈主にデバイス関連が対象〉
中心静脈ライン関連血流感染
カテーテル関連尿路感染
人工呼吸器関連肺炎
手術部位感染
透析関連感染　など

特定の集団を対象として医療関連感染の発生に関する情報を収集・分析・解釈し，その結果を現場の医療従事者と共有して，感染防止に活用する一連のプロセス。

Category 10　感染症疫学　流行

182
感染率
infection rate

感染率 = 感染症発生件数 / 曝露した全数

CLABSI サーベイランス
　　感染率 = 血流感染の発生数 / 中心静脈カテーテル使用延べ日数 × 1,000

CAUTI サーベイランス
　　感染率 = 尿路感染の発生数 / 尿路留置カテーテル使用延べ日数 × 1,000

VAP サーベイランス
　　感染率 = 人工呼吸器関連肺炎の発生数 / 人工呼吸器使用延べ日数 × 1,000

SSI サーベイランス
　　感染率 = 手部位感染の発生数 / 手術件数 × 100

ある特定の条件下にある集団内の感染症の発生率で，重要なサーベイランスデータとなる。調査対象となる感染曝露の全体数を分母，感染症の発生件数を分子として算出する。

Category 10 | 感染症疫学 | 流行

183
パンデミック
pandemic

パンデミック
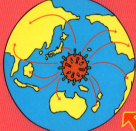

エンデミック
特定の地理的区域内の集団での感染症の日常的な流行，もしくは感染性病原体が恒常的に存在する状況

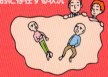

エピデミック
特定の区域や特定の集団において，通常予測される以上に症例数が増加

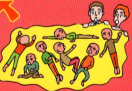

複数の国や大陸に感染が拡散したエピデミック。多数の人々に影響を与える。新型インフルエンザなど。

Category 10 | 感染症疫学 | 流行

184
基本再生産数
basic reproductive number

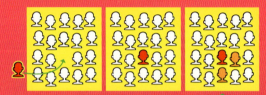

1人の感染者が免疫を持たない集団に加わる。

2人が感染すれば，R₀=2 となる。

R₀ が1以上で感染は広がり，1未満で流行が終わる。

主な感染症の **基本再生産数** →

インフルエンザ：R₀=1.71〜2.0
麻　疹：R₀=12〜20
百日咳：R₀=12〜17
水　痘：R₀=10〜12

1人の感染者が，免疫を持たない集団に加わったとき，平均して直接感染させる人数を基本再生産数（R₀）という。

Category 10 感染症疫学 流行

185
スーパースプレッダー
super spreader

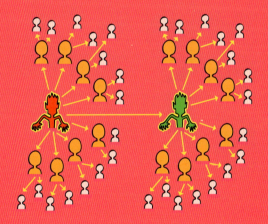

1人の患者が数十人の人々に病原体を感染させる状況。SARSの拡散において極めて重大な役割を果たした。

Category 10 | 感染症疫学 | アウトブレイク

186
アウトブレイク
outbreak

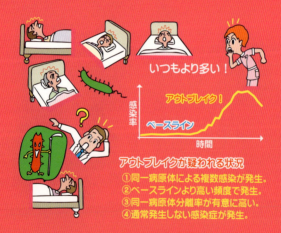

アウトブレイクが疑われる状況
①同一病原体による複数感染が発生。
②ベースラインより高い頻度で発生。
③同一病原体分離率が有意に高い。
④通常発生しない感染症が発生。

エピデミックと同じ定義であるが，病院など限定された地理的区域内において通常予測される発生数を大幅に超える，あるいは通常は発生しない感染症が1例でも起こる状況。

Category 10 感染症疫学　アウトブレイク

187
感度・特異度
sensitivity・specificity

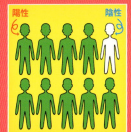
感度
ある疾患を有する集団のうち検査が陽性となる人の割合

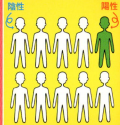
特異度
ある疾患を有さない集団のうち検査陰性となる人の割合

感度は「疾患のある患者のうち，どれくらいの割合が検査陽性となるか？」，特異度は「疾患のない人のうち，どれくらいの割合が検査陰性となるか？」をみる。

Category 10　感染症疫学　アウトブレイク

188
陽性的中率・陰性的中率
PPV：positive predictive value
NPV：negative predictive value

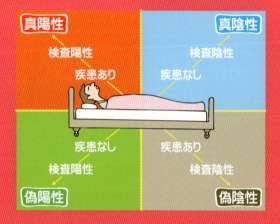

検査結果が「陽性」の場合，患者が実際に疾患に罹患している確率を陽性的中率，「陰性」の場合，患者が実際に疾患に罹患していない確率を陰性的中率という。

Category 10　感染症疫学　アウトブレイク

189
症例定義
case definition

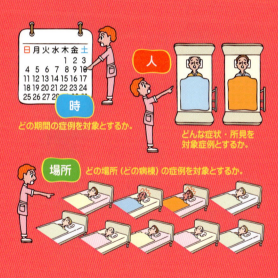

どの期間の症例を対象とするか。

どんな症状・所見を対象症例とするか。

どの場所（どの病棟）の症例を対象とするか。

アウトブレイク調査の対象や範囲を定めるための症例の定義。時，場所，人の3要素を含める。

Category 10 感染症疫学 アウトブレイク

190
記述疫学
descriptive epidemiology

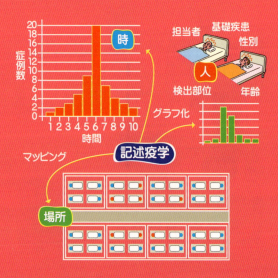

得られた情報を, 時, 場所, 人の要素に分けて, その特徴を図式化して分析すること。

Category 10 感染症疫学 　アウトブレイク

191
ラインリスト
line list

ラインリスト（例）

症例	年齢	性別	担当科	ベッド	検出日	検出部位	病名	担当者
1								
2								
3								
4								
5								
6								
7								

人　　　場所　　時　　　人

1症例の情報（人・時・場所・危険因子）を1行（line）にまとめた一覧。

Category 10　感染症疫学　アウトブレイク

192
流行曲線
epidemic curve, epi curve

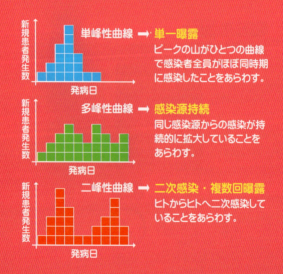

単峰性曲線 → **単一曝露**
ピークの山がひとつの曲線で感染者全員がほぼ同時期に感染したことをあらわす。

多峰性曲線 → **感染源持続**
同じ感染源からの感染が持続的に拡大していることをあらわす。

二峰性曲線 → **二次感染・複数回曝露**
ヒトからヒトへ二次感染していることをあらわす。

アウトブレイクに関連した症例の発症の状況を視覚的に示すもの。

Category 10 感染症疫学 アウトブレイク

193
感染性期間
infectious period

潜伏期間

感染　　感染してから症状が出るまで　　発症

感染性期間

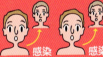

感染　感染　感染　感染

他者に感染性を有している期間

病原体に感染した人が周囲の人々に感染させる期間。 例) 風疹は発疹出現の7日前から出現後5日までが感染性期間である。

201

Category 10 | 感染症疫学 | アウトブレイク

194
症例対照研究
case-control study

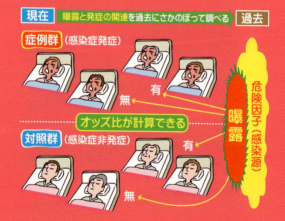

発症者（症例群）と非発症者（対照群）を危険因子（感染源）の過去の曝露の有無によって2群に分け，危険因子の過去の曝露の程度の比較によって疾患と曝露の関連を調べる研究。

Category 10 感染症疫学 アウトブレイク

195
コホート研究
cohort study

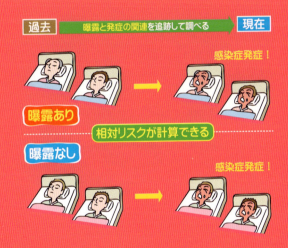

ある調査対象集団を，現在の曝露の有無または将来の曝露の可能性の有無によって2群に分け，追跡調査していく研究。

Category 10 | 感染症疫学 | 統計

196
相対リスク
RR：relative risk, risk ratio

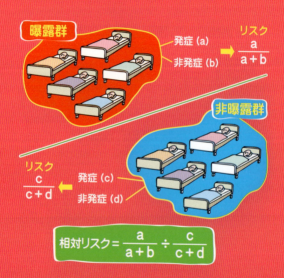

$$相対リスク = \frac{a}{a+b} \div \frac{c}{c+d}$$

危険因子への曝露が非曝露に比べて何倍疾病に罹りやすくなるかという指標。

Category 10　感染症疫学　統計

197

95% 信頼区間
95%CI : 95% confidence interval

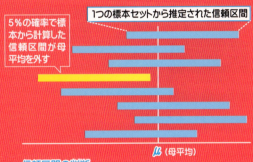

5%の確率で標本から計算した信頼区間が母平均を外す

1つの標本セットから推定された信頼区間

μ (母平均)

信頼区間の判断
1をまたぐ（例：95%信頼区間 0.8-1.2）⇒ 有意差なし。
1よりも小さい（例：95%信頼区間 0.7-0.9）⇒ リスク減少。
1よりも大きい（例：95%信頼区間 1.1-1.3）⇒ リスク上昇。

ある研究を100回繰り返したとして、そのうち95回のデータ結果で信頼区間中に母数が含まれること。信頼区間が1をまたぐかどうかで統計学的な有意差を判断する。

Category 10 感染症疫学 統計

198
オッズ比
odds ratio

2×2表	感染症あり	感染症なし
曝露あり	a	b
曝露なし	c	d

a/b：曝露ありの感染症オッズ
c/d：曝露なしの感染症オッズ

オッズ比 ＝ a/b ÷ c/d

オッズとは「見込み」のこと。オッズ比 =1（ある疾患への罹りやすさが両群で同じ），オッズ比 ＞1（ある群の方が疾患に罹りやすい），オッズ比 ＜1（ある群の方が疾患に罹りにくい）。

Category 10 | 感染症疫学 | 統計

199
交絡因子
confounding factor, confounder

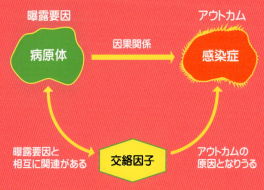

曝露要因以外に結果に影響を与える因子

2つの集団のアウトカムを比較する際に「アウトカムに影響を与える」「要因と関連がある」「要因とアウトカムの中間因子でない」の3つの条件を満たす因子。

Category 10 感染症疫学 統計

200

罹患率・有病率
incidence rate・prevalence

罹患率 = $\dfrac{a}{b}$ 　a：一定期間内の疾病発生数
　　　　　　　　b：疾病に罹るリスクのある集団の1人1人の観察期間の総和（人‐年）

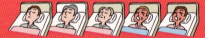

有病率 = $\dfrac{a}{a+b}$ 　a：ある時点に特定の疾患に罹患している人数
　　　　　　　　　　b：同じ時点で特定の疾患に罹患していない人数

罹患率は一定期間に発生した疾病者数の指標。有病率はある一時点における特定の集団内での疾病を有している人の割合。

参考文献

- 矢野邦夫：感染対策のレシピ 第2版，2017，リーダムハウス（名古屋）
- 矢野邦夫：矢野流！感染予防策の考え方―知識を現場に活かす思考のヒント，2016，リーダムハウス（名古屋）
- 矢野邦夫・埋田聖子：ケア環境別 できる感染対策，2014，リーダムハウス（名古屋）
- 矢野邦夫・向野賢治訳：医療現場における隔離予防策のための CDC ガイドライン，2007，メディカ出版（大阪）
- 矢野邦夫・向野賢治訳：医療現場における多剤耐性菌対策のための CDC ガイドライン，2007年，メディカ出版（大阪）
- 矢野邦夫訳：造血幹細胞移植患者の日和見感染予防のための CDC ガイドライン，2001，メディカ出版（大阪）
- 矢野邦夫：知って防ぐ耐性菌― ESBL 産生菌・MRSA・MDRP，2014，ヴァンメディカル（東京）
- 矢野邦夫：知って防ぐ耐性菌2― MDRA・VRE・PRSP・CRE，2015，ヴァンメディカル（東京）
- 矢野邦夫：感染制御 INDEX 100 の原則，2011，ヴァンメディカル（東京）
- 矢野邦夫：感染制御の授業，2009，ヴァンメディカル（東京）
- WHO：Guidelines on hand hygiene in health care.〔Full version〕http://whqlibdoc.who.int/publications/2009/9789241597906_eng.pdf〔Summary〕http://whqlibdoc.who.int/hq/2009/WHO_IER_PSP_2009.07_eng.pdf
- CDC：Guideline for hand hygiene in health-care settings. http://www.cdc.gov/mmwr/PDF/rr/rr5116.pdf
- CDC：Updated norovirus outbreak management and disease prevention guidelines. http://www.cdc.gov/mmwr/pdf/rr/rr6003.pdf
- CDC：Guideline for the prevention and control of norovirus gastroenteritis outbreaks in healthcare settings. http://www.cdc.

gov/hicpac/pdf/norovirus/Norovirus-Guideline-2011.pdf

- CDC：Guidelines for environmental infection control in health-care facilities, 2003. http://www.cdc.gov/hicpac/pdf/guidelines/eic_in_HCF_03.pdf
- CDC：Guidelines for preventing the transmission of *Mycobacterium tuberculosis* in health-care settings, 2005 http://www.cdc.gov/mmwr/PDF/rr/rr5417.pdf
- CDC：Recommendations for preventing transmission of infections among chronic hemodialysis patients . http://www.cdc.gov/mmwr/PDF/rr/rr5005.pdf
- CDC：Guidelines for the management of occupational exposures to HBV, HCV, and HIV and Recommendations for postexposure prophylaxis.http://www.cdc.gov/mmwr/PDF/rr/rr5005.pdf
- PHS：Updated US Public Health Service Guideline for the management of occupational exposures to human immunodeficiency virus and Recommendations for postexposure prophylaxis. Infect Control Hosp Epidemiol 2013; 34（9）：875-892.
- CDC：Management of multidrug-resistant organisms in health-care settings, 2006. http://www.cdc.gov/hicpac/pdf/guidelines/MDROGuideline2006.pdf

索引

ア行

アウトブレイク **194**
アスペルギルス属 **40**
アスペルギルス対策 **124**
アミノグリコシド系 **148**
安全な注射手技 **90**
アンチバイオグラム **153**
易感染状態 **21**
医療関連感染 **68**
医療用手袋 **106**
院内感染型 MRSA **51**
インフルエンザウイルス **44**
インフルエンザワクチン **134**
ウイルス **43**
ウォッシャーディスインフェクター
  177
エアロゾル **121**
衛生的手洗い **82**
エンピリック・セラピー **161**
オッズ比 **206**
オートクレーブ **171**

カ行

疥癬虫 **47**
ガウン **112**
核酸合成阻害薬 **141**
隔離 **98**
過酢酸 **187**
カテーテル関連尿路感染 **71**
カテーテル由来血流感染 **69**
芽胞菌 **32**
カルバペネマーゼ **59**

カルバペネム系 **145**
カルバペネム耐性腸内細菌科細菌
  60
環境消毒 **119**
環境清掃 **118**
環境微生物 **115**
環境表面 **114**
間歇的導尿法 **73**
カンジダ属 **39**
患者搬送 **101**
感染 **9**
  一経路 **14**
  一経路別予防策 **92**
  一源 **12**
  一症 **10**
  一性期間 **201**
  一性廃棄物 **102**
  一率 **190**
感度・特異度 **195**
基質特異性拡張型 β ラクタマーゼ
  57
記述疫学 **198**
キノロン系 **146**
基本再生産数 **192**
95% 信頼区間 **205**
菌交代現象 **163**
空気感染 **17**
  一隔離室 **100**
空気予防策 **95**
クラウドベイビー・クラウドアダルト
  18
グラム陰性菌 **27**

211

グラム染色　26
グラム陽性菌　28
グリコペプチド系　150
クリプトコッカス属　41
グルタラール　186
クロルヘキシジングルコン酸塩　183
血液・体液曝露　126
血液媒介病原体　127
血液培養　154
嫌気性菌　35
顕性感染・不顕性感染　19
原虫　46
コアグラーゼ陰性ブドウ球菌　31
好気性菌　34
抗菌薬関連下痢症　164
抗酸菌　36
高水準消毒　173
抗微生物薬　136
交絡因子　207
誤嚥性肺炎　77
ゴーグル・フェイスシールド　111
個人防護具　104
コホート　99
　一研究　203

サ行
細菌　25
最小発育阻止濃度　151
細胞壁合成阻害薬　138
サージカルマスク　107
擦式アルコール手指消毒薬　84
サーベイランス　189
酸化エチレンガス　188
次亜塩素酸ナトリウム　182
時間依存性　158

市中感染型 MRSA　52
就業制限　135
手指衛生　79
　一5つのタイミング　87
　一評価法　88
手指の高頻度接触表面　116
手指の低頻度接触表面　117
手術時手洗い　83
手術部位感染　75
消毒　172
　一薬　178
　一用エタノール　181
症例対照研究　202
症例定義　197
シールチェック　110
塵埃感染　125
真菌　38
人工呼吸器関連肺炎　76
侵入門戸　13
スーパースプレッダー　193
スポルディングの分類　166
正常細菌叢　33
生体消毒薬・非生体消毒薬　179
咳エチケット　91
接触感染　15
接触予防策　93
セファロスポリン系　144
洗浄　176
選択圧　156
選択毒性　137
相対リスク　204
ゾーニング　122

タ行
耐性因子　49

多剤耐性アシネトバクター　62
多剤耐性結核菌　64
多剤耐性緑膿菌　61
蛋白合成阻害薬　139
中心ライン関連血流感染　70
中水準消毒　174
腸内細菌科細菌　29
治療の薬物モニタリング　160
手洗い　80
低水準消毒　175
デ・エスカレーション　162
テトラサイクリン系　149
貪食作用　23

ナ行
日常的手洗い　81
濃度依存性　159
ノロウイルス　45

ハ行
バイオバーデン　170
バイオハザードマーク　103
バイオフィルム　67
針刺し損傷　128
針刺し防止機構付き器具　129
バンコマイシン耐性腸球菌　63
パンデミック　191
バンドル　100
非定型病原体　37
皮膚常在菌　86
皮膚通過菌　85
飛沫感染　16
飛沫予防策　94
病原性　11
病原微生物　24

標準予防策　89
日和見感染　22
フィットテスト　109
閉鎖式導尿システム　72
ペニシリン耐性肺炎球菌　66
ペニシリン系　143
ペニシリン結合蛋白　53
ベンザルコニウム塩化物　184
膀胱洗浄　74
防護環境　97
保菌圧　155
保菌・定着　20
ポビドンヨード　185

マ行
マキシマル・バリアプリコーション　113
マクロライド系　147
麻疹，風疹，流行性耳下腺炎，水痘
　ワクチン　133
ムーコル属　42
無菌性保証レベル　168
メチシリン耐性黄色ブドウ球菌　50
滅菌　167
　—バリデーション基準　169

ヤ行
薬剤耐性菌　48
薬剤耐性（AMR）対策アクションプラン　165
薬物動態　157
薬力学　157
葉酸合成阻害薬　140
陽性的中率・陰性的中率　196

索引

ラ行
ラインリスト **199**
罹患率・有病率 **208**
流行曲線 **200**
レジオネラ対策 **123**

ワ行
ワクチン **130**

A
AmpC 型 β ラクタマーゼ **56**

B
β ラクタマーゼ **55**
β ラクタム系 **142**
BLNAR **65**
B 型肝炎ワクチン **132**

C
CAUTI **71**
CLABSI **70**
CNS **31**
CRBSI **69**
CRE **60**

E
EPA 登録消毒薬 **180**
ESBL **57**
　一産生菌 **58**

H
HAI **68**

HEPA フィルタ **120**

M
MDRA **62**
MDRP **61**
MDR-TB **64**
mecA 耐性遺伝子 **54**
MIC **151**
MRSA **50**

N
N95 マスク **108**

P
PK/PD **157**
PPE **104**
PPE の着脱 **105**
PRSP **66**

S
S・I・R **152**
SPACE **30**
SSI **75**
SUD **78**

T
TDM **160**

V
VAP **76**
VPD **131**
VRE **63**

著者紹介

矢野邦夫（やのくにお）　浜松医療センター　副院長 兼 感染症内科長 兼 衛生管理室長

略歴：1981 年 3 月　名古屋大学医学部卒業
　　　　1981 年 4 月　名古屋掖済会病院
　　　　1987 年 7 月　名古屋第二赤十字病院
　　　　1988 年 7 月　名古屋大学　第一内科
　　　　1989 年 12 月　米国フレッドハッチンソン癌研究所
　　　　1993 年 4 月　浜松医療センター
　　　　1996 年 7 月　米国ワシントン州立大学感染症科 エイズ臨床短期留学
　　　　　　　　　　　米国エイズトレーニングセンター臨床研修終了
　　　　1997 年 4 月　浜松医療センター　感染症内科長（現職）
　　　　1997 年 7 月　同　衛生管理室長（現職）
　　　　2008 年 7 月　副院長（現職）

・医学博士
・浜松医科大学　臨床教授
・日本医師会認定産業医
・感染制御医
・感染症専門医
・抗菌化学療法指導医
・日本内科学会認定医
・エイズ学会認定医・指導医
・血液専門医
・輸血専門医
・日本感染症学会，日本環境感染学会　評議員

著書：感染対策のレシピ 第 2 版（リーダムハウス），矢野流！感染予防策の考え方
　　　—知識を現場に活かす思考のヒント（リーダムハウス），秘伝！感染対策 院内レ
　　　クチャーのコツ！（リーダムハウス），感染制御 INDEX 100 の原則（ヴァン
　　　メディカル），ねころんで読める CDC ガイドライン（メディカ出版）など多
　　　数

マメカン 絵でみる感染防止キーワード **200**

2018 年 2 月 20 日 初版発行

著　者　矢野邦夫

発行者　多賀友次

定　価（本体 2,400 円＋税）

発行所　**株式会社 リーダムハウス**

〒 464-0841　名古屋市千種区覚王山通 8-48　セゾン覚王山 206 号
TEL　052-753-7675　FAX　052-753-7681　www.readam.co.jp

ⓒ Kunio Yano 2018 Printed in Japan
印刷・製本　株式会社 シナノ
ISBN978-4-906844-15-9　C3047　　乱丁・落丁の場合はおとりかえします。

・本書の複製権・翻訳権・上映権・譲渡権・公衆送信権（送信可能化権を含む）は
　株式会社 リーダムハウスが保有します。

・ JCOPY　＜(社)出版者著作権管理機構　委託出版物＞

・本書の無断複写は著作権法上での例外を除き禁じられています。複写される場
　合は，そのつど事前に，(社)出版者著作権管理機構（電話 03-3513-6969,
　FAX 03-3513-6979，e-mail：info@jcopy.or.jp）の許諾を得てください。